発達障害バブルの真相

救済か？ 魔女狩りか？ 暴走する発達障害者支援

米田倫康

萬書房

はじめに

「精神科医の言うことを信じないでください」――これは、私が講演の冒頭でよく使う言葉です。その後には必ずこう続けます。「でも、私の言うことも信じないでください」

発達障害を含む精神科領域において、「専門家」という肩書きをただ信じてしまったことによる悲劇は数えきれないほど存在します。信じていたはずの精神科医から被害を受けた人が私のところに来ることも多いのですが、今度は私を精神医療批判の「専門家」として妄信してしまっては意味がありません。その根本が変わらないかぎり、同じことを繰り返すだけなのです。重要なのは、人の言葉や情報をただ信じるのではなく自分で確かめることです。

とはいえ、自分で確かめようにも大きな壁があります。それは、判断を下すための材料となる情報が圧倒的に偏っているということです。たとえば、現在世の中にあふれている発達障害に関連する情報を取り上げてみてください。その九九％以上は、「常に専門家は正しい」という前提で展開された情報であることに気づくでしょう。とにかく早期発見・早期支援が強調され、早期に専門家にかかることが推奨されています。ところが、そもそも専門家は正しい診断ができるのか、根拠のない診断や治療によってどんな被害が出ているのか、という点についてはほとんど触れられていません。

本書は、発達障害について理解を広げようとするいわゆる本流の情報とは全く違う視点で書かれており、中には真っ向から対立する情報もあります。当然、極端だという批判もあるでしょう。しかし、本書は信じるべきものではなく、自分で確かめるヒントとなるものです。通常知らされることのない重要な情報が多く含まれており、何が正しいのか、何が事実であるのかの判断を下すための材料としてご活用ください。

空前の発達障害ブームの影で、発達障害の診断、受診、治療等を巡り、さまざまなトラブルも起きています。学校や保育園等から受診や服薬を強要されるようなことも実際に起きています。診断が出たことで差別的な待遇を受けることも珍しくありません。不適切な診断や治療で苦しめられている人々もいます。いずれの場合も周囲は「本人のため」と強調するために抗い難く、苦しい立場に置かれている当事者や保護者も多いでしょう。

本書は、まさにそのような立場にある方に特にお読みいただきたい一冊です。通常、専門家の判断や指示に対して素人の立場から異議を唱えるのは困難です。しかし、適切な情報があればうまく対処することも可能です。執筆にあたり、専門知識を持たない人も読むことができ、身を守るための情報と視点を身につけられるように意識しました。
また、早期発見・早期支援を絶対視し、早期に専門家につなげることこそが最善だと教育されている医療・福祉・教育・保育関係者にもお読みいただき、現在の発達障害者支援が本当に支援につながっているのかについて再考するきっかけとなることを期待しています。

市民の人権擁護の会日本支部　代表世話役　米田倫康

凡例

一、本文中の傍点は著者による。
一、引用文中の〔　〕は著者による注釈を示す。
一、図表で出所を明記していないものは著者作成。

発達障害バブルの真相●目次

第3章　製薬産業と発達障害者支援　97

第4章　未来を奪われる子どもたち　137

第5章　発達障害バブルの混乱から抜け出すために　175

本文イラスト●戸田幸枝

発達障害や精神障害に使われる主な薬一覧

日本での商品名	一般名	分　類	狭義*の向精神薬指定	劇薬指定
アモバン	ゾピクロン	睡眠薬	第三種	×
インヴェガ	パリペリドン	抗精神病薬（第二世代）	×	○
インチュニブ	グアンファシン	非中枢神経刺激薬（ADHD 薬）	×	○
エビリファイ	アリピプラゾール	抗精神病薬（第二世代）	×	○
オーラップ	ピモジド	抗精神病薬（第一世代）	×	○
コンサータ	メチルフェニデート	中枢神経刺激薬（ADHD 薬）	第一種	○
サイレース	フルニトラゼパム	睡眠薬（ベンゾジアゼピン系）	第二種	×
サインバルタ	デュロキセチン	抗うつ薬（SNRI）	×	○
ジェイゾロフト	セルトラリン	抗うつ薬（SSRI）	×	○
ジプレキサ	オランザピン	抗精神病薬（第二世代）	×	○
ストラテラ	アトモキセチン	非中枢神経刺激薬（ADHD 薬）	×	○
セディール	タンドスピロン	抗不安薬（非ベンゾジアゼピン系）	×	○
セルシン	ジアゼパム	抗不安薬（ベンゾジアゼピン系）	第三種	×
セレネース	ハロペリドール	抗精神病薬（第一世代）	×	○
セレニカ	バルプロ酸ナトリウム	抗てんかん薬・気分安定薬	×	×
テグレトール	カルバマゼピン	抗てんかん薬・気分安定薬	×	×
デパケン	バルプロ酸ナトリウム	抗てんかん薬・気分安定薬	×	×
デパス	エチゾラム	抗不安薬（精神安定剤）	第三種	×
デプロメール	フルボキサミン	抗うつ薬（SSRI）	×	×
トレドミン	ミルナシプラン	抗うつ薬（SNRI）	×	○
パキシル	パロキセチン	抗うつ薬（SSRI）	×	○
ベルソムラ	スボレキサント	睡眠薬（オレキシン受容体拮抗薬）	×	×
ベンザリン	ニトラゼパム	睡眠薬（ベンゾジアゼピン系）	第三種	×
マイスリー	ゾルピデム	睡眠薬（非ベンゾジアゼピン系）	第三種	×
ラミクタール	ラモトリギン	抗てんかん薬・気分安定薬	×	○
リスパダール	リスペリドン	非定型抗精神病薬	×	○
リフレックス	ミルタザピン	抗うつ薬（NaSSA）	×	○
ルネスタ	エスゾピクロン	睡眠薬（非ベンゾジアゼピン系）	×	×
ルボックス	フルボキサミン	抗うつ薬（SSRI）	×	×
レクサプロ	エスシタロプラム	抗うつ薬（SSRI）	×	○
レンドルミン	ブロチゾラム	睡眠薬（ベンゾジアゼピン系）	第三種	×
ロゼレム	ラメルテオン	睡眠薬（メラトニン受容体作動薬）	×	×
ワイパックス	ロラゼパム	抗不安薬（ベンゾジアゼピン系）	第三種	×

ADHD ＝注意欠陥多動性障害　ASD ＝自閉スペクトラム症または自閉症スペクトラム障害
＊広義ではすべて向精神薬。

第1章

作られた発達障害バブル

発達障害の〝大安売り〟

今や、発達障害という言葉を耳にしない日がないほど発達障害がブームです。テレビをつけると発達障害の特集、新聞や雑誌に目を通すと「発達障害チェックリスト」付きの記事、議会でも学校でも井戸端会議でも話題は発達障害……今や猫も杓子も発達障害です。

この状況をどう見るべきでしょうか。特性や困難を抱える人々への理解や啓発が進み、成熟した共生社会の兆しとしてとらえてよいのでしょうか。たしかに、多くの人々が関心を持つようになった結果、支援の輪は広がっています。それによって救われたという人もいるでしょう。

しかし、現実は明るい兆しだけではありません。私が実際に目にしたり、医療や福祉、教育、保育等さまざまな現場から聞こえてきたりするのは、それとは真逆の光景です。発達障害という言葉だけが独り歩きし、その実態もわからぬまま、ただただ不安だけが広がっている一面もあるのです。

発達障害者支援は国や自治体で急速に進められていますが、必ずしも全てが適切な支援に結びついているわけではありません。支援とは名ばかりで、異端分子を探し出して差別・排除するようなことが半ば公然と行われていることに愕然とします。

さらには、いじめや自殺などの社会の問題や、個人が人生において抱える困難について、何でも原因を安易に発達障害のせいにする風潮も広がっています。本質的な問題に向き合ったり解決したりすることを避けるために、発達障害という言葉が都合よく使われているのです。専門家による精神鑑定から一般人の日常会話まで、理解できない、許容できない他人の言動は発達障害という言葉で片づけられ、思考停止状態に陥っています。

さらには、卒業しても就職先がない大学生に、発達障害の診断を取らせて障害者枠で就労させるという裏技までも存在します。それまで普通に学生生活を送ってきた大学生が、診断書をすぐに出してくれると評判の医療機関にかかれば、自己申告で簡単に発達障害の診断をもらえてしまう現実。もはや発達障害の〝大安売り〟です。

ここで、発達障害という概念を全否定するつもりはありません。しかし、その核となる部分自体が不安定であることに加え、概念全体が拡大曖昧化されることで、ますます実態のないバブルとなっているのが現状です。

発達障害って何だろう?

今や、誰もが発達障害という言葉を知っています。しかし、発達障害とは何かと質問されたときに正確に答えることのできる人はどのくらいいるでしょうか。

専門家なら答えられると思うかもしれませんが、実はそうとはかぎりません。少し調べたらわかりますが、専門家によって言っていることがバラバラです。定義らしきものも存在しますが、法律に明文化されている発達障害の定義と、学術的な発達障害の定義は一致せず、混乱に拍車がかかっています。

そもそも発達障害という言葉自体、いろいろな細かい障害を無理やり詰め込んで一つにまとめたかなり乱暴な概念です。さらには、一つ一つの障害ごとに実にさまざまな議論、論争があり、その概念は一定することなく変遷し続け、国際的な診断基準や分類もどんどん変わってきています。国際的に合意された概念と日本で通用している概念を擦り合わせるのに精一杯というのが現実です。

参考までに、行政用語としての正確な発達障害の定義や学術的な発達障害の概念、それに対応する国際的な診断や分類について、巻末に情報をまとめています（二三四－二四二頁）。詳しく知りたい方はそちらを参考にしてください。本文ではあえて細かい説明や議論に入り込みません。本筋ではないからです。そこで、ここでは一般的に広く知られているような発達障害の説明を取り上げます。

「発達障害」とは
生まれつきの特性で、「病気」とは異なります。
発達障害はいくつかのタイプに分類されており、自閉症、アスペルガー症候群、注意欠如・多動性障害（ＡＤＨＤ）、学習障害、チック障害、吃音（症）などが含まれます。
これらは、生まれつき脳の一部の機能に障害があるという点が共通しています。
（出典：厚生労働省「みんなのメンタルヘルス総合サイト」）

このように、発達障害を先天的な脳機能の障害として説明するものがほとんどです。新聞やテレビで発達障害について取り上げられるときも、先天的な脳機能障害だとする説明が多く見られます。どうやら、発達障害とは先天的な脳機能障害であるということが世間一般に広く行き渡っている基本的な合意のようです。しかし、合意とは必ずしも科学的な事実と一致するとはかぎりません。

誠実な専門家は、脳機能障害と断定するような説明はしません。少なくとも「脳機能障害と考えられている」という表現を使います。というのは、現時点で発達障害が脳機能障害であることを科学的に証明できていないからです。

たとえば、発達障害の一種であるADHDについて、大脳の前頭前野の働きに問題があるのではないかと言われ、その関係性を調べる研究がいくつも行われてきました。脳血流を測定するなどしてADHDと考えられる人とそうでない人の相違について調べられてきました。今のところ、ある程度の「傾向」「関連性」が見られるだけであり、前頭前野が特定の状態を示すときにADHDであると確定できたり、逆にADHDでは必ず前頭前野が特定の状態を示すことが証明されたりするレベルのものではありません。

つまり、発達障害は脳機能障害であることが推定されるという段階であり、まだ決してそのように証明されているわけではないのです。

ちなみに、二〇〇五（平成一七）年四月より施行された発達障害者支援法における発達障害の定

義は、

第二条第一項　この法律において「発達障害」とは、自閉症、アスペルガー症候群その他の広汎性発達障害、学習障害、注意欠陥多動性障害その他これに類する脳機能の障害であってその症状が通常低年齢において発現するものとして政令で定めるものをいう。

とされ、脳機能の障害と断定する表現となっています。実はこの定義は学術的に決定されたものではなく、政治的に決められたものです。後述しますが、そこには強い政治的意図があり、科学的には正しくない定義が採用されてしまったのです。

これだけでも、発達障害をめぐる概念にはさまざまな議論があり、相当混乱していることがおわかりいただけるかと思います。まず知っていただきたいのは、発達障害について研究が進んでいるようで、実はまだほとんどわかっていないという事実です。学術的な最新の見解を表面的に学んだり、報道によって知ったふうになったりすることよりも、われわれは発達障害についてほとんど知らないという事実を知ること、つまりは「無知の知」からスタートするほうがはるかに有益です。

脳機能障害というまやかし

脳機能障害とは非常にあいまいでかつ便利な言葉です。具体的に脳のどの部位がどのような原因でどの程度正常とはかけ離れた状態になっているのかという説明を一切することなく、単にその一言だけでいかにも医学的、学術的に聞こえるからです。

これを車でたとえてみましょう。車がうまく動かない場合、車が正常に機能していないと言えるでしょう。しかし、その状態を「車機能障害」と呼んだところで何の解決にもつながりません。うまく動かない原因はいろいろあります。パンクしているのかもしれません。車の構造に問題があるのかもしれません。何らかの部品が欠損しているのかもしれません。あるいは車自体に問題はなくガス欠やオイル切れだったりするかもしれません。もしかしたら運転手に問題があるかもしれません。

うまく動かないというのはあくまで結果です。それ自体が原因ではありません。動かないという結果につながる原因は山ほどあり、対処法も全て異なります。パンクに対してオイル交換をしても解決できないのです。いろいろな可能性を考えて徹底的に原因を調べることで、ようやく正しい対処法を見出すことができます。車機能障害だと安易に名づけることは、あたかも「車機能障害」が原因で車が動かないというイメージを作り出してしまい、本当の原因を探し出す努力を怠らせる結果となるでしょう。

脳がうまく機能しないという「状態」はあります。しかし同様にこれも原因はさまざまです。特定の遺伝子が先天的に欠損しているのかもしれません。単に睡眠不足かもしれません。脳が働くために必要な栄養が不足しているのかもしれません。あるいは、脳自体に問題がなくても、先天的に腸に問題があって、脳の働きに必要な特定の栄養が身体に吸収されないのかもしれません。

脳機能障害だと断言するであれば、その原因はさておき、少なくとも脳のどこの部位がどう機能していないのかくらいは最低限説明するべきでしょう。それができないのであれば、断定的な表現は避けるべきです。

先天的な脳機能障害は特定できるのか

ここで大きな疑問が出てきます。専門家はどうやって「先天的な脳機能障害」と特定するのでしょうか。素人考えだと、ＭＲＩや脳波検査、光トポグラフィー等を用いて脳の状態を確認し、特定の部位が正常な状態から明らかに外れていることを根拠にし、なおかつそれが後天的に生じたものではないことを証明できてはじめて確定診断できるものだと思えます。

しかし、実際に診断の手法として使われるのは……驚くことに「問診」なのです。診断基準（チェックリスト）に基づいた問診を通して、医師は患者の状態や背景を探っていきます。そして、最終的に医師の主観に基づいて診断が出るのです。

国立精神・神経医療研究センターによると、ＡＤＨＤについて「病気や障害の指標となる決定的なバイオマーカーが未だに発見されておらず、その診断に際しては、経験豊かな専門家による主観的な行動観察にもっぱら頼らざるを得ない現状があります」と説明されています。[*1]

つまり、「先天的な脳機能障害」としておきながら、実は脳を実際に検査してその結果を基に診断しているのではないのです。それでは、「経験豊かな専門家による主観的な行動観察」とはいったい何でしょうか。どこまで信用できるのでしょうか。客観性、普遍性がなく、専門家によって診立てが違ってくるのであれば、自然科学というよりも人文科学に近い話になってきます。

行動観察というのは原因の特定ではなく、あくまでその結果として表に出てきている症状を観察しているにすぎません。それが脳機能障害から生じた結果なのか、それ以外の理由で生じた結果なのか、はたしてそれを区別することなどできるのでしょうか。脳機能障害が実際にあったとしても、それが先天的な原因か後天的な原因かをどうやって問診だけで区別できるのでしょうか。

私の疑問を端的に表現するとこうなります。本当に「先天的な脳機能障害」に該当する人のみがふるい分けられた上で発達障害という診断が出ているのか。

もしも正しい診断手法が存在するならば、想定されている理論上の「発達障害」と、現実に診断されている「発達障害」は一致するはずです。ところが、掲げているものと実際に取り扱っているものが全然違うのです（図1）。

つまり、発達障害と診断されている人の中には、本来はそれに含まれるべきでない人が相当数含まれているのではないかという疑念が生じてきます。どうやら、そこに発達障害バブルを解明する

＊1――国立精神・神経医療研究センター「注意欠如・多動症（ＡＤＨＤ）児の診断を高感度で予測する手法を開発」二〇一七年一二月一日プレスリリース。

図1　発達障害診断への疑念

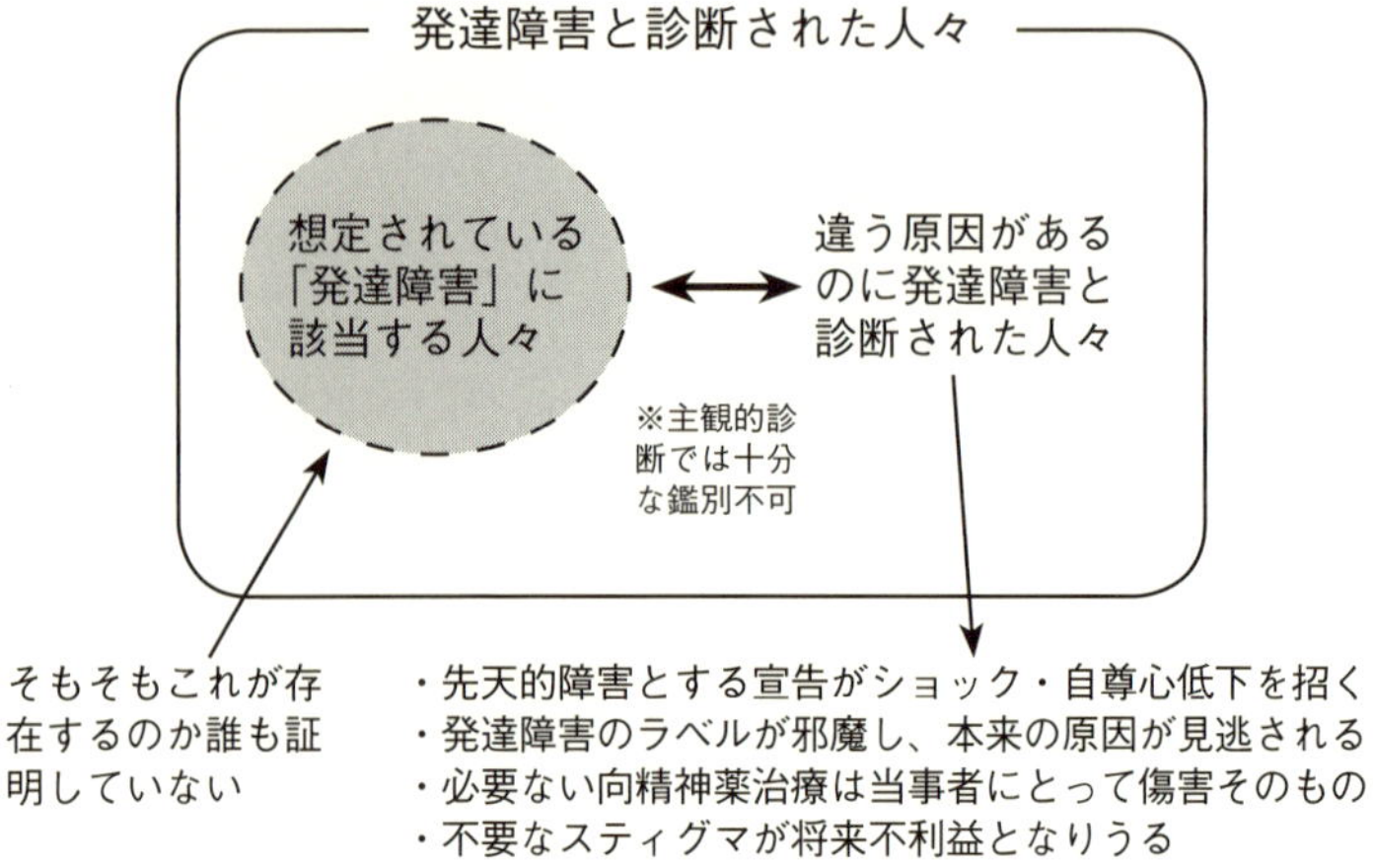

鍵がありそうです。

「正しい診断」は存在するのか

さて、大多数の人はこのように思っていることでしょう。「専門家であれば発達障害を正しく診断できる」。

実は、これこそが最初に打ち破らなければならない幻想なのです。どうやら世間の人々は、専門家や医療に対して過剰な期待を寄せているようです。まるで魔法使いのように「正確に」「すばやく」問題を解決してくれるものだと一方的に思い込んでいる人すらいます。そこまで極端ではなくても、当然科学的根拠のある診断がなされているものだという認識がほとんどだと思われます。

それはある意味無理もないことなのです。なぜならば、法令自体が「専門家は正しい」という前提で整備されているからです。二〇〇五（平成一七）年度より施行された発達障害者支援法は、国を挙げて発達障害を早期発見するという大号令であり、早期発見のために専門機関につなげることが最善であるという前提での大規模インフラ整備を指示したものなのです。そこには、専門家も誤った診断をするとか、たとえごく一部であってもずさんな専門家が存在し甚大な被害が出ているという視点は一片すらもありません。

そのため、保育士も教師も、健診に関わる保健師も、少しでも発達障害が疑われる子どもたちを専門機関につなぐこと自体が絶対的に正しいという視点で教育されているのです。しかし、彼らは専門家の実態をほとんど知りません。本書で指摘するような問題点も知りません。つなげた先の専門家が、正しい科学的な診断をしてくれるものだと信じ込んでいるのです。

では、専門家自身はどのような認識を持っているのでしょうか。日本の発達障害研究の第一人者である杉山登志郎氏（児童精神科医）の言葉が、新聞記事でこのように引用されています。「杉山さんは、現在の精神医学について、いまだに表面的兆候から症状を区別するのが主流で、『科学的な根拠のある診断ができていない』と指摘」（『読売新聞』、二〇一七年九月七日、福井版朝刊）。

杉山氏の言葉どおり、発達障害診断のみならず精神科診断の領域は「科学」の域には達していないのが実情です。複数の精神科医が同じ人物を診ても、それぞれの診立てが全く異なるというのは普通の話です。一九人を殺害した相模原障害者施設襲撃事件の犯人は、事件を起こす前に措置入院させられていたのですが、関わった四人の精神科医の診断が全て見事に異なり、合計七つもの病名がつけられていました。つまり、精神障害・発達障害の診断において絶対的に正しい診断など存在しないのです。

ところが、日本では発達障害の「診断」ができるのは医師に限られており、診断が出ないと福祉制度、支援制度を利用するのが難しい[*2]という現実が存在するため、診断が絶大な影響力を持ち、絶対視されてしまう傾向にあります。いったん診断がついたら、たとえそれが明らかな誤診であったとしてもそれを訂正するのは困難であるのが実態です。

診断は何のため？

では、科学的根拠がないので、発達障害診断は全て意味がないと言ってしまってもよいのでしょうか。根拠がないことを全て悪だと決めつけてしまえば、世の中のほとんどのものが悪となってしまいます。現実的にも、精神科領域に限らず、原因や作用機序が不明な症状に対してとりあえずの診断を下すということは医療現場では普通にあることです。

問題は、その診断によって回復・改善・解決につながるかどうかということです。診断はゴールではありません。たとえ根拠を示すことができなくても、それがよい結果につながるのであれば、その診断には価値があると言えるでしょう。しかし、その逆の結果となるのであれば、その診断は無価値あるいは有害と言えるでしょう。

私が代表世話役を務める市民の人権擁護の会（英名：Citizens Commission on Human Rights　略称：CCHR）は、発達障害を含む精神科診断の問題を一貫して指摘し、批判し続けてきました。「根拠がない」ということ自体が批判のポイントではありません。根拠の乏しい診断・判定を理由に、人の尊厳を奪い、人権を侵害し、心身を傷つけるような行為が医療行為として正当化されてしまうことが問題なのです。精神科診断が、根拠を示すことなく過剰な権限・影響力を持ってしまい、しばしば人権侵害が正当化されているのです。

発達障害診断は、適切な支援に結びつく場合もあれば、有害なレッテルとして当人の人生を破滅させる場合もあるでしょう。そこを検証する必要があります。ただ、世の中には発達障害と診断されることのメリットを強調する情報はたくさんありますが、デメリットを正直に伝える情報はほとんどありません。

さらには、本来発達障害ではない人が発達障害であると誤診される可能性やその弊害について評価する必要があります。今まで、日本の発達障害者支援行政は、この問題について全く向き合ってきませんでした。後述しますが、決して知らなかったのではありません。われわれは散々警鐘を鳴らしましたが、その声は意図的に無視されたのです。

わかりやすく考えるためにワクチン行政を取り上げてみましょう。どれだけすばらしいワクチン

＊2――特別支援教育のように医師による診断を必ずしも要さない支援もある。

であっても、一定数の深刻な副反応が現れます。それがきわめて稀であったとしても、健康被害が起きることを想定して救済制度などが整えられています。もしも行政が副反応をはじめから想定すらせず、健康被害を訴える人々の声を無視し、ひたすらワクチンを推進するような姿勢だったらどうでしょうか。現在の発達障害者支援行政からは、そのような姿勢を感じます。

発達障害の診断は「参考」であって「絶対」ではない

繰り返しますが、診断に根拠がないことが即ち悪ではありません。まだ診断に十分な科学的根拠がないのであれば、素直にその事実が周囲で共有され、そこを踏まえた上での現実的な解決が模索されるようになればいいのです。しかし現実はそうならず、発達障害診断は根拠を示すことなく過剰な権限・影響力を持ってしまい、しばしば人権侵害が正当化されていると言えるでしょう。

発達障害の診断基準を作成した権威はどのように考えているのでしょうか。発達障害に関わりのある二つの国際的な診断基準があります。ＩＣＤ（ＷＨＯによる「国際疾病分類」）およびＤＳＭ（米国精神医学会による「精神障害の診断・統計マニュアル」）がそれに該当します。ＤＳＭは現在第５版（ＤＳＭ－５）が発表されていますが、第４版（ＤＳＭ－Ⅳ）の編纂責任者であるアレン・フランセス博士はこのように述べています。

ＤＳＭの問題点の一つは、ＤＳＭがその能力を超えてさまざまな決定の場面で重要性を持ち過ぎていることです。その典型的な例が学校でしょう。（中略）

精神科の診断を、法医学的判断、障害判断、学校の判断、養子縁組の判断などから切り離すべきだと思います。精神科の診断は意思決定の一部であるべきであって、唯一の決定要因であってはなりません。[*3]

いかがでしょうか。ＤＳＭは決して万能ではなく、絶対的に正しいものでもないのです。実際、ＤＳＭ－Ⅳには「どのような定義によっても『精神障害』の概念に正確な境界線を引くことができないことを認めなければならない」とする注意書きがあり、他にもさまざまな記述で安易な使用を戒めているのです。

憤慨する関係者もいるでしょうが、あえて表現するとＤＳＭとは「ないよりはマシ」という代物です。発達障害を含む精神障害はいまだその原因が特定されず、生物学的な指標（たとえば血液検査や脳画像検査の結果）から診断することもできないという現状では、「本物」の診断基準は存在しません。「本物」が手に入らない中、せめて医師間の診断のバラつきを最小限にし、比較研究ができるよう統一した概念を打ち出そうとし、ＤＳＭでは第3版（ＤＳＭ－Ⅲ、一九八〇年）から従来とは異な

＊3――Frances, Allen・大野裕（インタビュアー）「〈インタビュー〉ＤＳＭ－5をめぐって――Dr. Allen Frances に聞く」『精神医学』五四巻八号、二〇一二年、八二一頁

る方向に舵を切ったのです。

そこで出てきたのは、もはや病気の原因を前提とはせず、観察された症状のまとまりに基づいて障害を定義し分類するという発想です。その分類に基づいて診断基準が作られたのです（これを操作的診断基準と呼びます）。

その手法が正しかったかどうかについては、激しい議論が続いています。DSMには非常に大きな問題があり、「ないよりマシ」どころか「なかったほうがマシ」だとすら私自身は思いますが、ここでその議論を深めたいわけではありません。取り上げたいのは、DSMがどのように都合よく使われ、曲解、乱用されるようになったかというポイントです。

本物がどうしても手に入らないために、苦肉の策として打ち出されたのがこのDSMでした。代用品というよりも、代用品のそのまた代用品と言ってよいほど、本物とはかけ離れたものです。その背景を知っている人は、あくまでも「そういうもの」として慎重に取り扱ったのです。ところが、いつの間にか「本物」であるかのように扱われるようになり、いまや精神医学の「聖書」として崇拝の対象になってしまったのです。

これはDSMの話でしたが、ICDにもほぼ同じことが該当します。ちなみに、日本の医療現場ではICDもDSMも両方使われていますが、日本の行政機関はICDを採用しているので、統計や公的書類には基本的にICDの診断コードが使われます。

発達障害の診断基準を作成した責任者は、その限界も問題点も理解しています。そのような基準による診断は、あくまで「参考」にしかならないとして、絶対視されたり重要性を持ちすぎたりすることに対して警鐘を鳴らしているのです。

診断のインフレ

非常におかしなことが起きていることに気づいたことでしょう。作成した責任者がしないように警告していることが、現場では公然となされているのです。ＤＳＭやＩＣＤの本質も知らないで、表面上の都合のよいところだけが使われているのです。それを象徴するのが「チェックリスト診断」です。すなわち、診断を確定するための細かい条件を無視し、チェックリスト式に該当する症状を当てはめただけの診断です。

これは使う医師の不勉強もありますが、恐ろしいのはあえて安易に使われるように誘導している専門家です。彼らは、医師や一般人の不勉強に付け込み、チェックリストを売り込んでいるのです。チェックリスト診断が横行することで、診断は抑制されるのではなく、爆発的に促進されるようになるのです。

ここで、前述のアレン・フランセス博士の言葉を引用しましょう。「診断の氾濫を食い止めようと努力したにもかかわらず、ＤＳＭ－Ⅳは診断のバブルを膨らませるためにずっと乱用されてきた……子どもたちのあいだに精神疾患の三つのまやかしの流行が新たに発生するのを予見も予防もできなかった――自閉症、注意欠陥・多動性障害（ＡＤＨＤ）、小児双極性障害（ＣＢＤ）の三つである。……診断のインフレのせいで、あまりにも多くの人々が、抗うつ薬や抗精神病薬や抗不安薬や睡眠薬や鎮痛薬に依存するようになっている。われわれの社会は薬漬けになりつつある」[*4]。

さて、精神科の診断インフレやそれに伴う薬漬けは米国だけで起きている話でしょうか。実は、この問題は世界中に広がっています。もちろん日本も例外ではありません。その第一波となったのは、一九九九（平成一一）年頃に始まった「うつ病バブル」です。現在起きている発達障害バブルを解明するためにも、先行したうつ病バブルについて説明を避けるわけにはいきません。

うつ病バブル

日本において、うつ病患者がわずか六年（一九九九〈平成一一〉〜二〇〇五〈平成一七〉年）で二倍に急増し、抗うつ薬市場も九年（一九九八〈平成一〇〉〜二〇〇七〈平成一九〉年）で六倍になるという不可解な現象が起きました。まるで感染症のごとく、うつ病と診断された人が一気に増えたのです。端的に説明すると、うつ病バブルとは以下のような要因によって人為的に引き起こされたものです。

・専門家による不誠実な喧伝
・新型抗うつ薬の販売開始

・市場拡大を目指す製薬企業のマーケティング
・治験広告の解禁
・自殺予防＝うつ病治療とした短絡的な行政の自殺対策
・うつ病概念の拡大曖昧化
・かかりつけ医等へのチェックリストの売り込み
・一般人へのチェックリストの売り込み
・精神科、心療内科の開業ラッシュ

うつ病バブルについて語るだけで一冊以上の本が書けますが、重要なポイントだけ述べます。やはりここで鍵を握るのは「チェックリスト」の売り込みなのです。

まずは一般人を医療機関へと誘導するためにチェックリストが用いられました。たとえば、二〇〇一（平成一三）年九月九日の読売新聞朝刊（東京本社版）に掲載された広告を取り上げましょう。これは、中外リリークリニカルリサーチ株式会社（中外製薬と日本イーライリリー社による合弁会社）による全面広告でした。そこには、

＊4――フランセス、アレン（大野裕監修、青木創訳）『〈正常〉を救え――精神医学を混乱させるDSM－5への警告』講談社、二〇一三年、一九頁

「最近、何をしても楽しいと思えない」
「興味がわかない」
「集中力がない」
「なかなか眠れない」

という四つの言葉が大きく書かれ、その下に「それはもしかしたら、『うつ』の症状かもしれません」という文言が下線付きで添えられています。これは、治験広告の体を装っていますが、誰にでもあてはまりそうな症状を掲げることで、うつ病かもしれないという不安を煽り、受診に導くものです。

二〇〇四（平成一六）年六月二二日の読売新聞朝刊（東京本社版）には、グラクソ・スミスクライン社による全面広告が掲載されました。青い空を背景に、患者役の人が晴れやかな表情を浮かべるという構成の広告で、大きな文字でこのように書かれています。

毎日、つらかった。
□頭が重い
□眠れない
□肩がこる

□腰が痛い
□だるい
□食欲がない
□興味がわかない
□気分が落ち込む

「うつ」—
早めにお医者さんに
相談して、よかった

これは、治験広告ではなく、「うつ」のハンドブックを無料で差し上げるという広告になっています。そして、掲げてあるような状態が長く続くようなら、それはうつかもしれないとして、「迷わず医師にご相談下さい」と受診をストレートに促す内容になっています。

一見すると、疾病について市民に啓発する公益性のある内容で、利益を度外視した社会貢献的な広告だとするイメージを持つかもしれません。しかし、このマーケティング戦略は大当たりし、利益に直結する結果となりました。特定の薬を宣伝しなくても、単に受診を促進することで患者は激増し、それに伴って抗うつ薬市場は膨れ上がり、自社製品のパキシルの売り上げは好調になり目的は達成できたのです。

競合する製薬会社は、医師に対してはライバル製品に対する自社製品の優位性を説く宣伝をしたのですが、患者の掘り起こしという点については利害が一致しました。限られたパイを奪い合うのではなく、パイそのものを大きくしたのです。

うつ病の他にも、社会不安障害、躁うつ病などの疾病啓発型の広告がありましたが、ＤＳＭに記載されている診断基準を非常に簡略化したチェックリストが用いられているのが特徴です。

これは非常に問題のある使用法です。特定の症状があるからといってすぐにそれが病気や障害と診断できるわけではありません。表面的に同じ症状を示していても、別の原因であることも多く、鑑別することが重要です。また、決して安易に診断しないように、ＤＳＭでは細かい条件がいくつも列挙されています。そういった事実が知らされることなく、この広告を見た人はただ不安にさせられ、受診するよう駆り立てられるのです。

とはいえ、たとえ人々が不安になって受診したとしても、医師が正しく診断するのであれば、うつ病バブルのような現象は起きないはずです。そうならなかった理由は、医師に対してもチェックリストの売り込みが行われたからです。

ＤＳＭを簡略化した診断ツールはいくつも存在します。「自記式質問紙法」「構造化面接法」などと呼ばれ、来院した患者が自分で記入するチェックリストや、あるいは問診の際に使う簡易なチェックリストという形となっています。

簡易なチェックリストであればあるほど、その使い方には注意が必要です。スクリーニング（ふるい分け）として使用した場合、見逃さずに多くの人を拾い上げることができるかもしれませんが、同時に本来そこに含めるべきではない人も多数混入してしまうからです。

しかし、うつ病の早期発見・早期治療によって自殺を防げるという精神医療産業のプロパガンダ[*5]にすっかりと騙されてしまった政府は、うつ病の早期発見を絶対的に正しいものとして推進しました。その一環として、かかりつけ医や産業医、小児科医等がうつ病の対応（診断・治療）ができるように、チェックリスト類が普及されるようになったのです。

本来医師としてすべきことは、現れている精神的症状が、本当に精神障害によるものなのか、他の身体的原因によるものかをしっかりと鑑別することです。たとえば、うつ状態を引き起こす身体的問題は無数に存在します。代表的なものでは甲状腺の異常や副腎皮質の疲労ですが、鉄の欠乏、血糖値調整障害等でも起きます。

ところが、チェックリストの売り込みによって、その医師としての責任が放棄され、安易な診断が横行するようになったのです。うつ病を見つけ出そうとするチェックリストは大々的に普及して

＊5――実は、精神科で治療を受けていないから自殺するという主張は必ずしも正しくなく、実際には精神科で治療を受けながら自殺している割合が多く（自死遺族の調査では九割以上）、むしろ不適切な治療によって自殺に追い込まれていることを示唆する研究がいくつもある。多剤処方の制限や問題ある特定の薬物（デパス、ベゲタミン、エリミン等）の規制強化や販売中止に伴い、自殺者数は減少している（巻末資料二三〇～二三三頁）。

いる一方、うつ病ではない可能性を見つけ出す視点を与えるようなツールはほとんどありません。その結果、精神科医は次々と安易な診断や処方を連発するようになり、精神科以外の医師も、十分な検査を怠って安易に患者を精神科につなげたり（これによって診療報酬が加算されるという金銭的利点もある）、あまり使い方を知らないまま抗うつ薬などを処方したりするようになりました。

うつ病バブルはまだ続いていますが、勢いが衰えたのは二〇〇九（平成二一）年です。新型抗うつ薬（ＳＳＲＩ）が日本で販売が開始されたのは一九九九（平成一一）年でしたが、「薬を飲めば必ず治る」「副作用はない」と誇張して喧伝してきた専門家の嘘が次々と暴かれ、一〇年も治療を続けて治るどころか悪化している患者の不満の声が高まったからです。うつ病の診断、治療が相当ずさんであったことが報道によって暴かれ、ようやく国民の知るところとなったのです。

しかし、うつ病バブルがしぼみ始めた陰で、別のバブルが急速に成長を始めたのです。それが発達障害バブルです。

うつ病バブルから発達障害バブルへ

発達障害バブルを象徴するデータがあります。発達障害の一つＡＤＨＤ（注意欠陥多動性障害）に対して使われているストラテラの売り上げをグラフにしてみました。わずか八年で売り上げが五〇倍になっていることがわかります（図２）。

図２　ADHD治療薬ストラテラの売り上げ

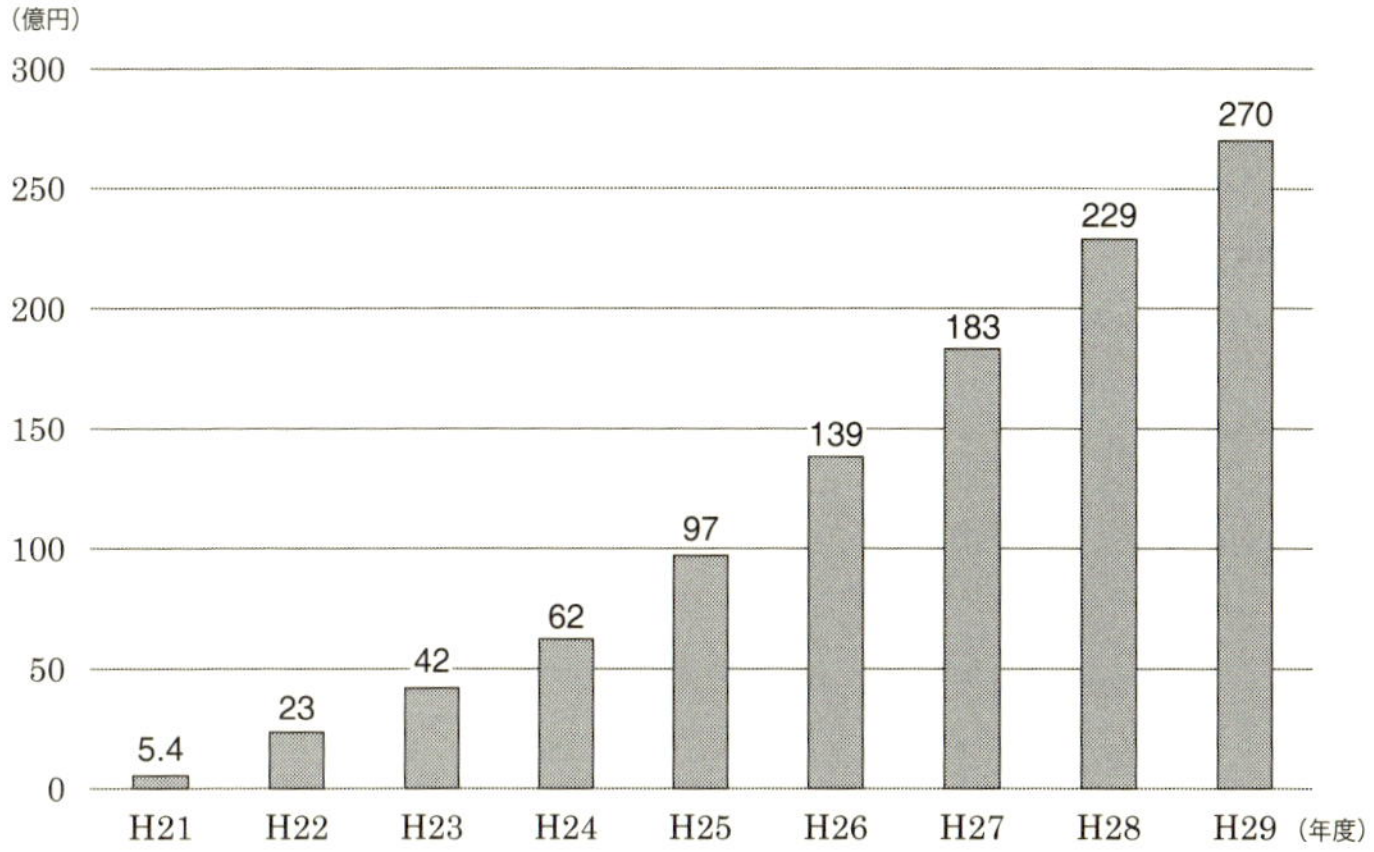

※日本イーライリリー社プレスリリースより同製品売上高を抜粋。

他にも、文部科学省が発表しているデータから、発達障害で通級[*6]による指導を受けている児童生徒の数が激増していることが読み取れます、子どもの数は減っているにもかかわらず。あたかも発達障害のパンデミック（感染症の大規模流行）が発生しているかのようです（図３）。

これに対して、発達障害の人は診断されていなかっただけで昔から一定数存在し、理解と支援が広がったために正しく診断されるようになった結果にすぎないと反論する人もいるでしょう。

しかし、この尋常ではない急増はかつての「うつ病バブル」以上であり、本当に正しい診断の結果なのかと怪しむ点が多々あります。バブルを作り出す本質的な構図は全く変わっていませんが、より巧妙かつ大規模になっていると言えるでしょう。

図３　通級による指導を受けている児童生徒数の推移（障害種別／公立小・中学校合計）

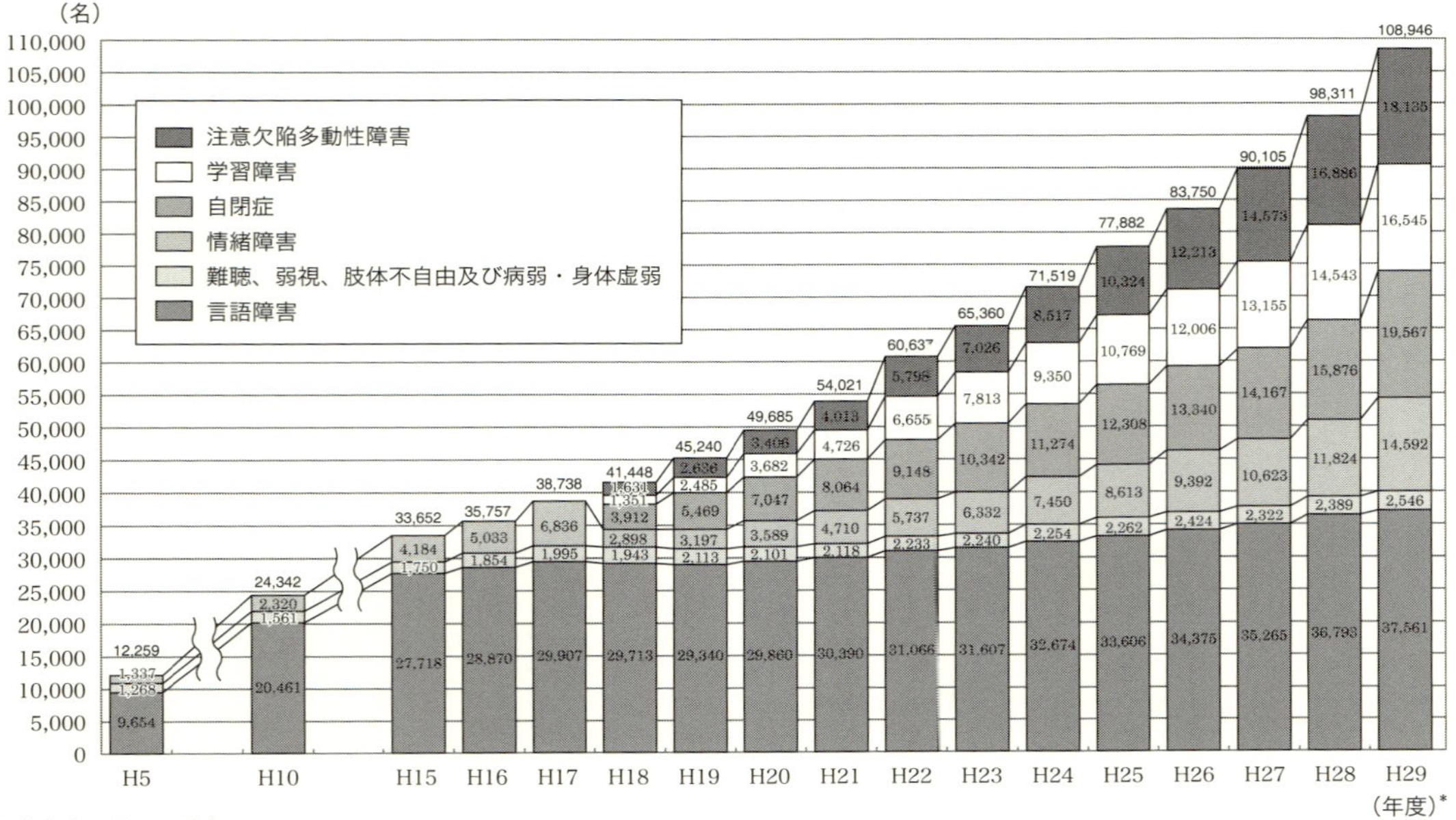

＊各年度５月１日現在。
※「難聴その他」は難聴、弱視、肢体不自由及び病弱・身体虚弱の合計である。
※「注意欠陥多動性障害」及び「学習障害」は、平成18年度から通級指導の対象として学校教育法施行規則に規定。
（併せて「自閉症」も平成18年度から対象として明示：平成17年度以前は主に「情緒障害」の通級指導の対象として対応）
出所：文部科学省『平成29年度通級による指導実施状況調査結果について』（http://www.mext.go.jp/a_menu/shotou/tokubetu/__icsFiles/afieldfile/2018/05/14/1402845_03.pdf）

では、誰がどのようにして発達障害バブルを引き起こしたのでしょうか。

発達障害バブルはまさにこの二、三年で一気に膨らんだという印象がありますが、実はそのための布石が長い時間をかけて着実に打たれていたのです。歴史的分岐点は二〇〇二（平成一四）年にありました。このときすでに日本の未来は決定づけられたと言っても過言ではありません。いったい何が起きたのでしょうか。

六％という詐欺的数字

皆さんも「一五人に一人が発達障害」とか「約六％が発達障害」という数字を聞いたことがあるかもしれません。この数字はどこから来たのでしょうか。どの程度根拠があるのでしょうか。検証していきましょう。

二〇〇二（平成一四）年一〇月二五日、文部科学省が「今後の特別支援教育の在り方について（中間まとめ）」を発表するや、センセーショナルな報道が相次ぎました。学習障害（ＬＤ）、注意欠陥多

＊6――軽度の障害をもつ児童生徒が、通常の学級に在籍しながら、障害の状態に応じて特別な指導を受ける教育形態。【補説】ほとんどの授業を通常の学級で受けつつ、通級指導教室で自立活動や各教科の補充指導などの授業を受ける。言語障害・弱視・難聴・学習障害（ＬＤ）・注意欠陥多動性障害（ＡＤＨＤ）などが対象（出典・小学館『デジタル大辞泉』）。

動性障害（ＡＤＨＤ）、高機能自閉症の児童生徒が六％も普通学級に存在すると大騒ぎになりました。六％というのは相当高い割合だからです。

その報告書にはこのように述べられています。

本年文部科学省等が実施した『通常の学級に在籍する特別な教育的支援を必要とする児童生徒に関する全国実態調査』の結果から、ＬＤ、ＡＤＨＤ、高機能自閉症により学習や生活について特別な支援を必要とする児童生徒も六％程度の割合で通常の学級に在籍していることが考えられる。

さて、この六％という根拠となった『通常の学級に在籍する特別な教育的支援を必要とする児童生徒に関する全国実態調査』とはどのようになされたのでしょうか。上記中間まとめにも含まれているこの調査には、驚くべきことにこのような留意事項が記載されています。

本調査は、担任教師による回答に基づくもので、学習障害（ＬＤ）の専門家チームによる判断ではなく、医師による診断によるものでもない。従って、本調査の結果は、学習障害（ＬＤ）・ＡＤＨＤ・高機能自閉症の割合を示すものではないことに注意する必要がある。

調査自体はＬＤやＡＤＨＤや高機能自閉症の割合ではないという前提でなされながら、そこで出てきた調査結果である六・三％という数値を基に、結論では六％程度の割合と考えられるとなっています。文部「科学」省が、なぜこのような非科学的な報告書を作成したのか理解に苦しみます。

実は、この六・三％という数字については、児童精神科の専門家の間でも問題になりました。当時日本児童青年精神医学会の理事長であった山崎晃資《こうすけ》氏は、このように述べています。

調査研究協力者会議で議論されていた頃、発達障害の診断をするためには、乳幼児期の発達歴を詳細に調査し、面接や行動観察を繰り返すことが不可欠であることを文科省の調査官にはずいぶん説明したのですが、全部省かれてしまい、結局六・三％という数値が出てきたのです。確かあの数値が出た直後、日本児童青年精神医学会に担当した調査官がきて報告したのですが、会場が騒然となり、六・三％に対するクレームが出ました。要するに、安易な評価尺度を作って、学級担任が横断的に評価した結果であり、出現率でも有病率でもないものです。[*7]

ところが、この六・三％ないしは六％という数値はいつの間にか、発達障害の有病率[*8]であるかの

＊7――加藤敏・十一元三・山崎晃資・石川元「座談会　いわゆる軽度発達障害を精神医学の立場から再検討する」『現代のエスプリ』四七六号、二〇〇七年、一〇頁

＊8――ある一時点＝検査時において、疾病／障害を有している人の割合。

ように広がり、それ以降急速に進められることになったあらゆる発達障害者支援の「根拠」とされてしまいました。この数字があったからこそ、巨額な予算がつけられ、法律が作られたのです。

問題ある七五項目のチェックリスト

先ほどの説明だけでは、この調査にどれだけの問題があるのか正直よくわからないかと思います。実際に質問項目として使われたチェックリストをご覧になれば、その深刻さがよくわかるでしょう。

■「聞く」「話す」「読む」「書く」「計算する」「推論する」

《質問項目》

- 聞き間違いがある（「知った」を「行った」と聞き間違える）
- 聞きもらしがある
- 個別に言われると聞き取れるが、集団場面では難しい
- 指示の理解が難しい
- 話し合いが難しい（話し合いの流れが理解できず、ついていけない）
- 適切な速さで話すことが難しい（たどたどしく話す。とても早口である）

・ことばにつまったりする
・単語を羅列したり、短い文で内容的に乏しい話をする
・思いつくままに話すなど、筋道の通った話をするのが難しい
・内容をわかりやすく伝えることが難しい
・初めて出てきた語や、普段あまり使わない語などを読み間違える
・文中の語句や行を抜かしたり、または繰り返し読んだりする
・音読が遅い
・勝手読みがある（「いきました」を「いました」と読む）
・文章の要点を正しく読みとることが難しい
・読みにくい字を書く（字の形や大きさが整っていない。まっすぐに書けない）
・独特の筆順で書く
・漢字の細かい部分を書き間違える
・句読点が抜けたり、正しく打つことができない
・限られた量の作文や、決まったパターンの文章しか書かない
・学年相応の数の意味や表し方についての理解が難しい（三千四十七を300047や347と書く。分母の大きい方が分数の値として大きいと思っている）
・簡単な計算が暗算でできない

・計算をするのにとても時間がかかる
・答えを得るのにいくつかの手続きを要する問題を解くのが難しい（四則混合の計算。二つの立式を必要とする計算）
・学年相応の文章題を解くのが難しい
・学年相応の量を比較することや、量を表す単位を理解することが難しい（長さやかさの比較。「15cmは150mm」ということ）
・学年相応の図形を描くことが難しい（丸やひし形などの図形の模写。見取り図や展開図）
・事物の因果関係を理解することが難しい
・目的に沿って行動を計画し、必要に応じてそれを修正することが難しい
・早合点や、飛躍した考えをする

（0：ない、1：まれにある、2：ときどきある、3：よくある、の四段階で回答）

■「不注意」「多動性－衝動性」

・学校での勉強で、細かいところまで注意を払わなかったり、不注意な間違いをしたりする
・手足をそわそわ動かしたり、着席していても、もじもじしたりする
・課題や遊びの活動で注意を集中し続けることが難しい

・授業中や座っているべき時に席を離れてしまう
・面と向かって話しかけられているのに、聞いていないようにみえる
・きちんとしていなければならない時に、過度に走り回ったりよじ登ったりする
・指示に従えず、また仕事を最後までやり遂げない
・遊びや余暇活動に大人しく参加することが難しい
・学習課題や活動を順序立てて行うことが難しい
・じっとしていない。または何かに駆り立てられるように活動する
・集中して努力を続けなければならない課題（学校の勉強や宿題など）を避ける
・過度にしゃべる
・学習課題や活動に必要な物をなくしてしまう
・質問が終わらない内に出し抜けに答えてしまう
・気が散りやすい
・順番を待つのが難しい
・日々の活動で忘れっぽい
・他の人がしていることをさえぎったり、じゃましたりする
（0：ない、もしくはほとんどない、1：ときどきある、2：しばしばある、3：非常にしばしばある、の四段階で回答）

■「対人関係やこだわり等」

・大人びている。ませている
・みんなから、「〇〇博士」「〇〇教授」と思われている（例：カレンダー博士）
・他の子どもは興味を持たないようなことに興味があり、「自分だけの知識世界」を持っている
・特定の分野の知識を蓄えているが、丸暗記であり、意味をきちんとは理解していない
・含みのある言葉や嫌みを言われても分からず、言葉通りに受けとめてしまうことがある
・会話の仕方が形式的であり、抑揚なく話したり、間合いが取れなかったりすることがある
・言葉を組み合わせて、自分だけにしか分からないような造語を作る
・独特な声で話すことがある
・誰かに何かを伝える目的がなくても、場面に関係なく声を出す（例：唇を鳴らす、咳払い、喉を鳴らす、叫ぶ）
・とても得意なことがある一方で、極端に不得手なものがある
・いろいろな事を話すが、その時の場面や相手の感情や立場を理解しない
・共感性が乏しい
・周りの人が困惑するようなことも、配慮しないで言ってしまう

・独特な目つきをすることがある
・友達と仲良くしたいという気持ちはあるけれど、友達関係をうまく築けない
・友達のそばにはいるが、一人で遊んでいる
・仲の良い友人がいない
・常識が乏しい
・球技やゲームをする時、仲間と協力することに考えが及ばない
・動作やジェスチャーが不器用で、ぎこちないことがある
・意図的でなく、顔や体を動かすことがある
・ある行動や考えに強くこだわることによって、簡単な日常の活動ができなくなることがある
・自分なりの独特な日課や手順があり、変更や変化を嫌がる
・特定の物に執着がある
・他の子どもたちから、いじめられることがある
・独特な表情をしていることがある
・独特な姿勢をしていることがある

（0：いいえ、1：多少、2：はい、の三段階で回答）

これらは、DSM等を基に作られたチェックリスト（評価尺度）を参考に、有識者が独自に作成

したチェックリストになります。しかも、そのチェックリストを基に医師が慎重に判定するのではなく、教師が単に評価するだけなのです。つまり、ＤＳＭを慎重な形で用いるのではなく、非常に安易で乱暴な形で用いたのです。

実際の質問項目に目を通せば、それがいかにいい加減で主観的でかつ差別的であるかよくわかるでしょう。

・初めて出てきた語や、普段あまり使わない語などを読み間違える　→　このチェックリストの作成者は、習っていない漢字を初見で正しく読めるのですか

・文章の要点を正しく読みとることが難しい　→　作成者は、ＤＳＭを正しく読み取れるのですか。それならなぜこんなチェックリストを作っているのですか

・大人びている。ませている　→　小学一年生から中学三年生までが調査対象ですが、大人びて何が悪いのですか

・みんなから、「○○博士」「○○教授」と思われている（例：カレンダー博士）→　昆虫博士は皆の尊敬の対象ではなく障害扱いですか

・他の子どもは興味を持たないようなことに興味があり、「自分だけの知識世界」を持っている　→　天才の発想を異常扱いしてつぶしたいのですか

・独特な目つきをすることがある　→　独特って何？　誰とどう比較できるの？

・友達と仲良くしたいという気持ちはあるけれど、友達関係をうまく築けない　→　大人の社

会でも普通のことですが

というふうに、いくらでも問題点を指摘することができますが、一番の問題は、このチェックリストの出現によって、日本の教育が破壊されてしまったということです。というのは、教育者の視点が完全に変えられてしまったからです。

チェックリストが教育者の責任を奪う

才能を見つけ出し、伸ばしてあげることができる人こそ、本当の教育者です。学ぶ方法を教え、学ぶ力をつけ、勉強に関する困難を乗り越えさせることができる人こそが、本当の教育者です。一方、才能の芽をつんだり、自分の指導力不足を生徒の資質の問題に転嫁したりする人は、教育者とは呼べません。

しかし、このチェックリストの出現によって、学校の教師は前者から後者へシフトしつつあります。たとえば、勉強は苦手だけど、昆虫にはとても強い興味を持ち、たくさんの生き物を飼育し、大人でもかなわないほどの知識を持っているような子がいたとします。すばらしい才能と個性だと思われますが、チェックリストという色眼鏡を通して子どもに接する教師にとってはそう見えません。障害の可能性があるとして、チェックリストにチェックする対象となるのです。教師の視点は、いかに才能を伸ばすかではなく、いかに異常を見つけ出すかに変わったのです。

このチェックリストは全国調査以降教育現場で使われるようになっており、教師にとっては発達障害を早期発見するための有用なツールという認識でしかないでしょう。実際、教育委員会や文部科学省からは、発達障害の早期発見の重要性ばかりが伝えられ、チェックリストが抱える問題点について全く知らないまま教師は「活用」しているのです。

いったいどんな有識者がこのチェックリストを作成したのでしょうか。

以下のメンバーから成る調査研究会により、対象や質問項目等について検討した。

代表	大南英明	帝京大学教授
副代表	草野弘明	聖母学院中学校・高等学校校長
	上野一彦	東京学芸大学副学長
	上林靖子	中央大学文学部教授
	市川宏伸	都立梅ヶ丘病院副院長
	渥美義賢	独立行政法人国立特殊教育総合研究所情緒障害教育研究部長
	柘植雅義	文部科学省初等中等教育局特別支援教育課特別支援教育調査官
	石塚謙二	文部科学省初等中等教育局特別支援教育課特殊教育調査官
	東條吉邦	独立行政法人国立特殊教育総合研究所分室

廣瀬由美子　独立行政法人国立特殊教育総合研究所分室主任研究官
花輪敏男　独立行政法人国立特殊教育総合研究所情緒障害教育研究室長
海津亜希子　独立行政法人国立特殊教育総合研究所病弱教育研究部研究員
（出典：文部科学省「通常の学級に在籍する特別な支援を必要とする児童生徒に関する全国実態調査」調査結果）
（肩書は二〇〇二年当時）

このうち、医師（精神科医）は上林《かんばやし》靖子氏、市川宏伸氏、渥美義賢氏の三名のみです。ここで出てきた市川宏伸氏は、最初から現在まで、日本の発達障害者支援をめぐるキーマンになるので、この名前を覚えておいてください。

発達障害は六・五％？

文部科学省は、二〇一二（平成二四）年にも全く同じ質問項目を使った調査（協力者会議には市川宏伸氏も含まれる）を行い、その結果を発表しました。「発達障害の可能性のある特別な教育的支援を必要とする児童生徒」が六・五％という、紛らわしい表現を使った発表でした。それを受けて報道は「小中学生の６・５％に発達障害の可能性」（『日本経済新聞』、二〇一二年一二月五日）と報じました。

この「可能性」という表現はかなり誤解を生みます。たとえば、大腸がんの検診を一万人が受けたとすると、一次検診で「異常あり」と判定されるのが六〇五人、そのうち精密検査を四一八人が受けて実際にがんが見つかるのは一五人という割合になるそうです（日本対がん協会「二〇一六年度がん検診の実施状況より」）。さて、このときに「（「異常あり」が六〇五人いたので）大腸がんの可能性のある人は六％」という表現は相応しいでしょうか。

一次スクリーニングの結果を、あたかも有病率であるかのように発表するのは問題であることがわかるでしょう。ましてや、この調査は医師でもない担任教師が回答したものであって、発達障害を見つけ出すためのスクリーニングが目的でもないため、「発達障害の可能性」とするのは非常に乱暴と言えるでしょう。

しかし、この六・五％という数字は、今や発達障害を語る上で欠かせないデータとなってしまいました。最近報道で発達障害の特集が目立つようになりましたが、発達障害が身近なものであると印象づけるために、この数字があたかも有病率であるかのような文脈で使われるようになっています。そして、その報道によって人々の間では、この誇張・捏造された数字が基本データとして刷り込まれているのです。

ちなみに、二〇〇二（平成一四）年の「今後の特別支援教育の在り方について（中間まとめ）」の発表後、さまざまな自治体で同じ調査項目を使った調査が行われましたが、一％台のところから一〇％台まで、自治体によって非常にばらつきのある結果となりました。[*9] この調査が疫学的意味をなさないことがよくわかります。

発達障害者支援法への疑問

詐欺的とも言える手法で数字を作り出し、発達障害者支援の重要性を煽り立てた一部の有識者の思惑どおり、二〇〇二（平成一四）年の発表以降、事態は急展開を迎えていきます。ADHDや自閉症等の「親の会」が声を上げはじめました。特に目立ったのは、ADHD関連団体の動きです。当時ADHD薬が日本では販売承認されていなかったこともあり、薬の早期承認や支援のための法整備を求める声が大きくなりました。

政治的な運動も一気に広がり、発達障害者支援法を作るための超党派の議員連盟も結成されました。議員たちの頭の中は「支援」一辺倒であり、報道もそれに同調しました。発達障害者支援法が抱える問題点、危険性を指摘する声はほとんどなく、公然と警鐘を鳴らしていたのは当会を中心にごく少数の人々しかいませんでした。われわれの声に耳を傾ける議員もいましたが、法審議の際に委員会で多少問題点が指摘されるにとどまりました。

発達障害者支援法案は、二〇〇四（平成一六）年一一月二四日の衆議院内閣委員会、同年一二月

＊9——秋田県教育委員会による調査（平成一八年度）によると、対象となる児童生徒が一・八％だったが、埼玉県教育委員会による調査（平成一六年度）では一〇・五％という結果だった。

一日の参議院内閣委員会で審議されました。議員からは、法律の中で発達障害とは脳機能障害であると断定されていることを問題視する声、六%という数字が一人歩きしていることを指摘する声、レッテル貼りや差別、薬漬けにつながることを懸念する声が上がりました。それに対する答弁を一部引用します。

○衆議院議員（福島豊君）

先生の御指摘について、立法者の立場からこれ是非コメントをさしていただいた方がいいと思いますので、発言をお許しいただきたいと思います。

一つは、脳の障害であるということについて確立されていないのではないかと、こういう御指摘であろうかというふうに思います。

自閉症にしましても注意欠陥多動性障害にしましても、現在の様々な精神医学的な、また神経科学的な研究ではその機能の異常というものが指摘をされている、それが私は共通の認識だろうというふうに思います。ただ、しかしながら、確定をしていないというのは、その原因が一体どこにあるのかということについてはそれを確定するまでには至っていないけれども、ただ、画像で見れば、例えば脳の様々な代謝の状態でありますとかそういうものに変化が見られる、これも一つの所見でありますし、脳波の異常も往々にして合併することもあると、そしてまた様々な病理学的な診断におきましても、これもまた知見が様々なんでありますけれども、いろいろなことが報告されております。ですから、研究者の共通する認識は、何らかの機能的な障害がベースになってこういうことが起こってきているということではないかと思います。

ただ、問題は、その何らかの機能的障害というのが一体どこなのかということについてはまだ諸説があって確定するに至っていないと。ですから、まあ推定されるという言い方になるわけでありますけれども、しかしこのことは、研究者の間で大方のコンセンサスとして何らかの障害があると、機能的な障害があるということを否定するものではないと私は理解しておりますし、そうした考え方に基づいて本法案における提案をさしていただいた。

○衆議院議員（福島豊君）

先ほど神本先生の御質問にもお答えさしていただきましたが、この東京都教育委員会の文書のその読み方の問題というのが私はあると思います。機能障害だと、こういうふうに明確に言うためには、どこそこの機能がこう障害されていますねというところまで解明されないと、なかなかストレートには言えないということだと思います。

ただ、様々な、どこが障害されているのかということについては諸説があります。その諸説はいまだ仮説であると、この指摘は多分正しいと思います。ただ、裏返して考えると、こうした様々な行動上の特性でありますとか、例えばコミュニケーション上の障害とか、こういうのが表れてくるのは、その人が例えば親の育て方がこうだったからこうなったんですよということではないと。この本法案で脳機能の障害であるということを条文上書いたのは、裏返して言うと、そういう後天的な育て方であるとかなんとかというようなことでそうなっているのではなくて、むしろその本来の脳の機能の障害、まあこれは特定をされるに至ってはおりませんけれども、傍証は様々に出てきておりますけれども、そういうものに由来するものであるからこそ、そうしたことに早く気付き、支援をすることが大切であると、そういう観点からこの定義のところではこのような表現をしたわけであります。

《政府答弁》

○政府参考人（塩田幸雄君）

早期発見、早期支援が治療の強制とか不合理な差別につながってはならないというのは御指摘のとおりだと思います。そうした観点から、法案の中ででも、児童や保護者の意思を尊重するという趣旨が何度も規定されていると理解しております。

したがいまして、発達障害の早期の医学判定などに当たりましては、障害のレッテルを張ることではなくてその後の適切な支援につなげるためのものであることでありますとか、強制されるものではないことなど、この法案ができますと、法案の内容について各都道府県などに通知を出すことになりますけれども、その趣旨をきちんと通知の中で明らかにし、法案の趣旨が現場で生かされるような運営がなされるよう、今後努力してまいりたいと思います。

（出典：参議院「内閣委員会（二〇〇四年一二月一日）議事録」）

内科医でもあった福島豊氏は、自身の子どもが自閉症であったことから、法成立を先導していた中心人物でした。彼の答弁を読めば、脳の機能障害という文言が、科学的ではなく政治的に決められたことが理解できます。

また、政府答弁は結局絵に描いた餅であることがわかります。まさに今、治療の強制や不合理な差別、児童や保護者の意思の無視、レッテル貼りが起きているのです。結局、その対応が不十分なまま、今まで早期発見・早期支援が進められてきたのです。

早期発見至上主義

病気や障害を早期発見するためには、スクリーニング検査が欠かせません。しかし、スクリーニング検査は、病気・障害のある人が誤って陰性と判定されたり（偽陰性、過小診断）、あるいは病気・障害のない人が誤って陽性と判定されたり（偽陽性、過剰診断）する可能性を常に孕んでいます。スクリーニング検査は必ずしも有用とはかぎらず、むしろ害悪のほうが大きくなることもあります。

日本の発達障害者支援においては、スクリーニング検査によって発達障害を早期発見することが絶対的に正しいと考えられています。早期発見こそが至上命題であり、早期に発見されないのは不幸だという考えの下、ひたすら早期発見が進められています。これを私は「早期発見至上主義」と勝手に命名しました。

非常に違和感を覚えるのは、間違って発達障害と疑われてしまうこと（過剰診断）など問題ではなく、それよりも発達障害が見逃されるほう（過小診断）のみが問題だという論調がほとんどであることです。

実際、総務省による『発達障害者支援に関する行政評価・監視　結果報告書』（平成二九年一月、総務省行政評価局）を見ても、「過小診断」対策のみが絶対視されていることがよくわかります。この報告書は、主に厚生労働省と文部科学省が進める発達障害者支援をレビューし、早期発見ができていないことについて是正を勧告する内容にまとまっています。

読み進めると、発達障害の見過ごしがいかに罪深いのかという気持ちにさせられます。さらには、早期に発見して早期に専門家につながれば、大変なことにはならなかったはずだという論調が続きます。とにかく早期発見こそが絶対なのです。

同報告書では、「乳幼児健診及び就学時健診における発達障害の発見の取組状況」として、「市町村ごとの発見割合をみると、一歳六か月児健診で〇・二％から四八・〇％まで、三歳児健診で〇・五％から三六・七％までとかなりの幅がみられ、発達障害が疑われる児童の発見割合は、市町村ごとにかなりのばらつきがある状況がみられた」（同書二七頁）と報告されています。

四八％もがひっかかってしまう検査などおかしいと思われますが、そこは問題視されることなく、「厚生労働省の研究において、幼児期の広汎性発達障害の有病率が一・六％と推計されていることからみて、一歳六か月児健診で発達障害が疑われる児童の発見割合が一・六％を下回る四市町村、同じく三歳児健診で一・六％を下回る三市町村については、発達障害が疑われる児童の発見が漏れている可能性が高いと考えられる」（同書二八頁）、「発達障害児の診断を行っている有識者からも、発見割合が一・六％を下回る市町村は発達障害が疑われる児童の発見が漏れている可能性が高いとの見解が示され、また、その要因について、発達障害が疑われる児童の把握の仕方が市町村によって異なること、保健師の経験や専門性の違いが指摘された」（同書二八頁）というように、一・六％を下回ることのみが問題視されているのです。

しかも、一・六％という数値も非常に怪しいというのが事実です。というのは、発達障害の有病率など誰も算出できるはずがないからです。発達障害と診断された人の割合というのは算出できますが、それは発達障害の割合ではありません。過剰診断する傾向にあれば、本当の有病率（というのが存在すればですが）よりも高くなってしまうのです。

早期発見という重要な目的のためならば、多少の間違いなど無視してもかまわないと考える人がいるかもしれません。しかし、それは、早く犯人を逮捕して地域に安堵感をもたらすためなら、多少の誤認逮捕など問題ないという考えと同じくらい危険です。誤認逮捕によって引き起こされる深刻な被害の影響が考慮されていないからです。発達障害のスクリーニング検査や診断についても、誤って発達障害とされてしまうことの害の大きさをしっかりと評価しなければなりません。総務省の報告は、この視点が完全に欠落しているのです。

まともな意見も「無理解」？

「発達障害者の支援等の施策が講じられるに当たっては、発達障害者及び発達障害児の保護者（親権を行う者、未成年後見人その他の者で、児童を現に監護するものをいう。以下同じ。）の意思ができる限り尊重されなければならないものとする」と発達障害者支援法第二条第三項において明記されているものの、実際にはそうとはかぎらないようです。

総務省の報告では、「保護者の受容が課題」として受診を拒否する親はまるで理解のない悪者であるかのような扱いであり、受診を拒否する本人についても、あたかも発達障害のせいで理解できないかのような扱いになっています。

発達障害の早期発見に使われるチェックリストについて、その中身や使用法に大きな問題がある以上、その結果は絶対的なものではありません。当然、その結果を受け入れない権利はあるはずです。先に出てきた、一歳六か月児健診で発達障害の発見の割合が四八・〇％になるようなところでは、むしろ受け入れないほうが賢明であるとも言えます。ところが、科学的根拠の乏しい検査結果を簡単に受け入れるわけにはいかないといったまともな意見までも、一律に「子どもの障害を受容できない問題ある親」とみなされる危険性があるのです。

総務省の報告では、チェックリストの使用に戸惑いを覚える意見も、「発達障害を早期に発見する重要性への理解不足」と切り捨てられています。むしろ、こちらから「チェックリストを妄信する危険性への理解不足」「過剰診断を防ぐ重要性への理解不足」と逆評価したいくらいです。

何事でも「早期発見」を推進したいのであれば、着実に掬い上げる方法と同時に、混入をいかに防ぐかの手段の確立を考慮しないといけません。後者の視点がないことは、すなわち「早期発見」そのものを理解していない証拠なのです。

チェックリストの神格化

報告書は、最後に総務省の所見として、以下のように結論づけています。

したがって、文部科学省及び厚生労働省は、発達障害が疑われる児童生徒の早期発見を推進する観点から、次の措置を講ずる必要がある。①厚生労働省は、乳幼児健診における発達障害が疑われる児童の発見のための市町村の取組実態を把握するとともに、発達障害が疑われる児童の早期発見に資するよう、有効な措置を講ずること。また、都道府県及び市町村に対し、保育所在籍時における日々の行動観察に当たっての着眼点や項目を共通化した標準的なチェックリストを、活用方法と併せて示すこと。②文部科学省は、市町村教育委員会に対し、就学時健診における発達障害の発見の重要性を改めて周知徹底するとともに、就学時健診における具体的な取組方法を示すこと。また、都道府県教育委員会及び市町村教育委員会に対し、幼稚園から高等学校までの発達段階における日々の行動観察に当たっての着眼点や項目を共通化した標準的なチェックリストを、活用方法と併せて示すこと。（同書二三―二四頁）

とにかく、チェックリストが有用であり、チェックリストを使わないと発達障害を見落とすと言わんばかりです。しかし、「標準的なチェックリスト」とは、まさに先に示した七五項目のチェックリストを含む、ＤＳＭを「改悪」したチェックリスト類を指しているのです。そこには慎重な使用という視点が完全に欠けています。まさにＤＳＭ作成者が危惧しているところの「ＤＳＭの乱用」そのものです。

ＤＳＭですら、慎重な使用を要する不完全な基準です。ＤＳＭには科学的根拠がないと切り捨てる専門家も多数います。そのＤＳＭが安易な形で用いられるように改悪されたチェックリストに、はたしてどれだけの科学的根拠があるのでしょうか。リスクを承知の上慎重に使うのならともかく、それを神格化することは非常に問題があると言えるでしょう。

まるで魔女狩り

早期発見至上主義が暴走すると、本来の目的であった支援という意味合いは薄れ、もはや魔女狩りとなります。興味深いことに「魔女」と「発達障害」は非常によく似ている点があります。

魔女狩りが猛威を振るった時代、誰もが魔女という言葉を知っていました。でも、誰も魔女の正体を知りませんでした。本当に魔女が存在したのか誰にもわかりません。しかし、魔女を判定する基準らしきものは存在しました。そして、魔女を判定する権限を持った人がいました。基準がどれだけデタラメであったとしても、その基準がどれだけデタラメに使用されようと、判定する人が魔女だと言えば、魔女として取り扱われたのです。

さて、先の段落で「魔女」という言葉を「発達障害」に置き換えてみてください。笑えない話ですが、現在の早期発見至上主義による、暴走した発達障害者支援の実態をそのまま表現できてしまうのです。もしかしたら、数百年後には魔女狩りと並び、現在の発達障害者狩りが歴史上の事件として取り上げられるかもしれません。

魔女裁判では、聖書の一節を言いよどみなく一言一句間違わずに暗唱できなければ魔女だと判定されるようなこともあったようです。そんなバカバカしいことがあるか、と思われるかもしれませんが、現在でも「初めて出てきた語や、普段あまり使わない語などを読み間違える」（四三頁参照）という子どもが先天的な脳機能障害の疑いをかけられるのです。

目に余るのは、少しでも不適切な振る舞いをする子どもたちに、すぐに受診と投薬を勧める教師や保育士の存在です。恐らく善意で勧めるのでしょうが、中には、薬を飲むまで来ないでくれ、と実質的に服薬を強要する悪質な事例もあります。まるで、プロとしての自分の力量のなさを隠すかのように、全てを子どもの脳のせいにして、支援を装って体よく専門家に厄介払いする姿勢が透けて見えます。

昔の西欧では不可解な現象が起きると全て魔女のせいにされましたが、現在の日本では何でもかんでも発達障害に結びつけられる傾向があります。人間の心理としては、何も理由がわからない空白状態よりも、たとえ間違っていたとしても何らかの理由があったほうが落ち着くのです。発達障害者支援が暴走してしまうのも、根底に不安があるからです。そして、忘れてはいけないのは、誰かがそれを意図的に煽っているということです。

うつ病バブルは、人々の不安につけこみ、見せかけの理由を与えることで一種の安堵感をもたらすという手法で発展しました。本当はうつ病でなかったとしても、うつ病の診断をもらえることで安心できたのです。その診断と薬によってもたらされた束の間の安堵感と引き換えに人々はもっと苦しむことになったのです。

うつ病バブルの勢いが衰えたのは、それが自然発生したのではなく意図的に作られたものであるという事実をマスコミが報道するようになったからです。新型抗うつ薬がすでに販売されていた他の国々で同様の現象が起きていたことを知っていたわれわれは、日本で本格的なうつ病バブルが始まる前から警鐘を鳴らし続けてきました。しかし、それでも、記者に個人的に理解させるのに五年、実際に報道させるのに九年かかりました。ここまで長引いた主な理由は、被害を認識し、ちゃんと声を上げられる被害者が現れるのに時間がかかったからです。

発達障害バブルも意図的に作られたものです。販売開始当初は小児期（一八歳未満）にのみ適応だったADHD薬が、一八歳以上の成人期への適応拡大の承認を取得（ストラテラ：二〇一二年八月、コンサータ：二〇一三年一二月）したことで、いよいよバブル化が加速しました。そこから急速に大人の発達障害がチェックリストと共に喧伝されるようになり、マーケティングの対象が一気に拡大しました。精神医療産業は、人々の不安と挫折感と無知につけこむ形でチェックリストと薬を売り込んできたのです。チェックリストの売り込みこそが発達障害バブルの根幹です。

一方で、勝手な自己診断で自分を発達障害と思い込む人や、人生がうまくいかない言い訳のために発達障害の診断や薬を求める人が増えたことが発達障害バブルの原因だと考える専門家もいるようです。しかし、それはチェックリストの売り込みの結果に過ぎず、彼らを責めたところで何も解決しません。向精神薬の過量服薬を繰り返す人々によって救急医療現場が圧迫されている問題に対し、その背景にあるずさんな向精神薬処方を規制することなしに、ただ患者を責めたところで解決しないのと一緒です。

診断と投薬ができるのは唯一医師のみです。いくら自己診断による自称発達障害者が増加しようが、彼ら自身に診断できる権限があるわけではありません。チェックリストをさまざまな現場に売り込む精神科医、専門家としてマスメディアに登場し受診を促す精神科医やその関係者、売り込まれたチェックリストに疑問を抱くことなく安易に使用する現場の医師という構図があることで、発達障害バブルが作られているのです。

第2章

知られざる「専門家」の実態と歴史

「専門家との連携」の罠

どんな領域にも専門家が存在します。何かの問題を解決するために、あるいはよりよい状態にしていくために、専門家と連携することは通常の手段です。たとえば、子どもの問題について、親や教師だけでは解決できない問題が生じたとき、専門家の力を借りるということもあるでしょう。理想的な光景は、親や教師、専門家がお互いの専門性を尊重し、理解し、同じ目的に向かって結束するという状態です（図4）。

ところが、そのような健全な関係性を保つことは案外難しいのです。実際のところ、親や教師が専門家に丸投げしたり、依存したりするような構図がしばしば見られます。特にメンタルヘルス領域では、しばしば簡単にそのような関係に陥ってしまいます。なぜならば、精神障害や発達障害など、素人にとってよくわからないものだからです。実は、専門家とされている精神科医自身もよくわかっていないというのが真実ですが、専門家に対して素人が口出しするのは難しく、専門家の肩書きを持つ人にお任せしてしまおうとなるのも無理はありません。

問題は、自分の専門性まで相手に譲ってしまう姿勢にあります。たとえば、教師は「教育の専門家」です。親は、自分の子どもについては誰よりも知っている、「自分の子どもの専門家」です。ところが、そこに「メンタルヘルスの専門家」とされる人が関係してくると、親も教師も、しばし

図４　専門家との連携：理想的な光景

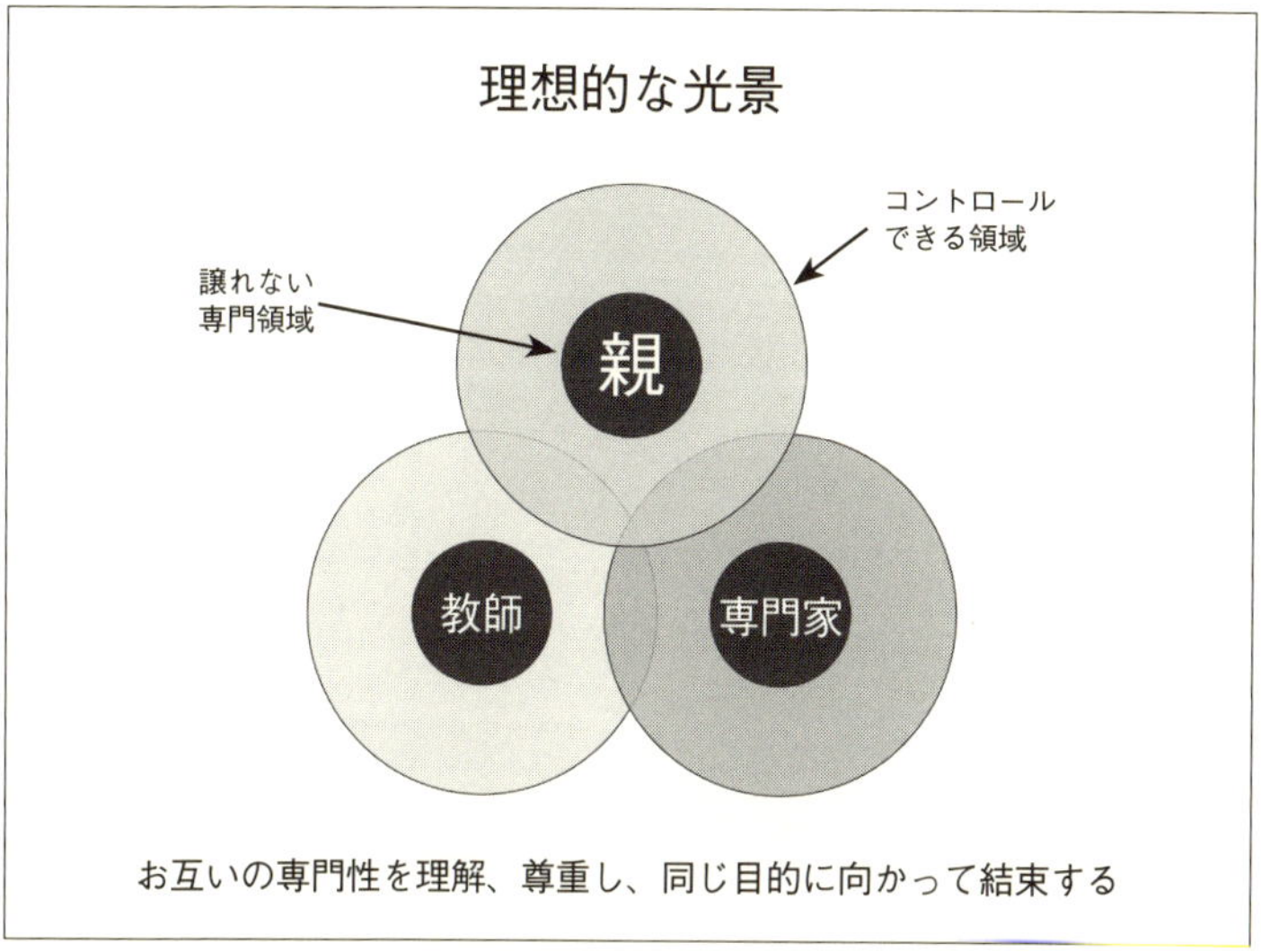

図５　専門家との連携：よくない光景

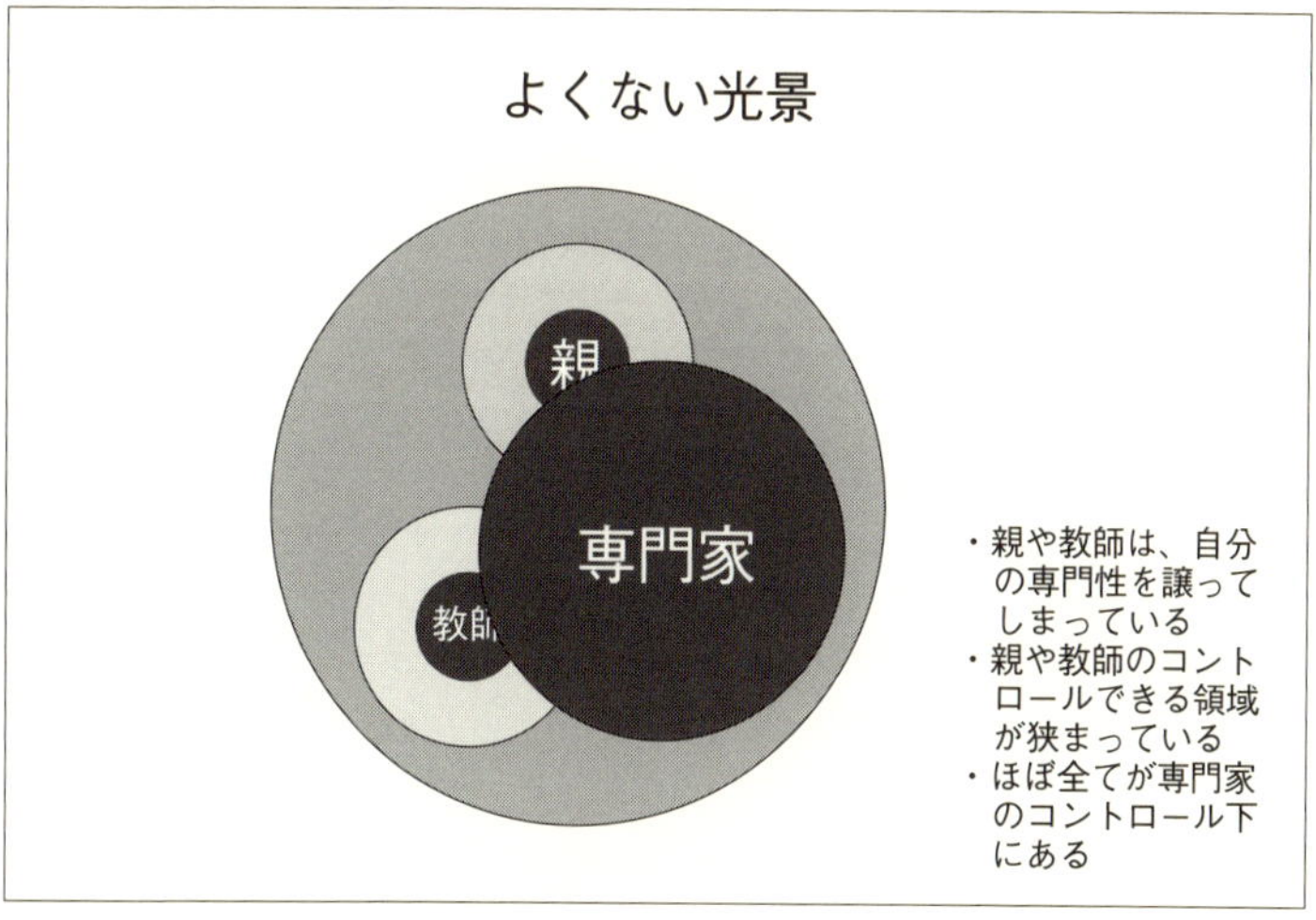

ば簡単に自分の専門性を譲ってしまいます。たった数十分診察室という限られた条件でしかその子を診ていない精神科医による判定など、長い時間をかけてその子と接してきた親や教師からすると違和感を覚えることもあるでしょう。しかし、それに対して疑問を呈することもなく、専門家の判定ということで簡単に受け入れてしまうのです（図5）。

今まで繰り返し述べてきたとおり、精神科医の専門性や判定能力については疑問符だらけであり、能力や資質に問題のある精神科医が一定数存在するのは疑いのない事実です。間違って貼られたレッテルはそう簡単には剥がせず、不必要な投薬やデタラメ治療は取り返しがつかない被害を生じさせます。もしも親や教師が、それぞれの専門性から感じた違和感を大切にすれば、そのような被害を未然に防ぐことができるでしょう。

しかし、信じられないような実例がいくつもあります。たとえば、ある小学校の教師から聞いた話です。その教師は、他のクラスのある男児の様子が気になっていました。授業中にそのクラスの前を通りすぎると、その男児が白目を剥いたりよだれを垂らしたりして眠っていることが何度かあったからです。その尋常ではない光景を目にしたその教師は、クラスの担任に大丈夫かと確認しました。すると、その担任は「ちゃんとお医者さんにかかっているから大丈夫」と答えました。

どう見ても大丈夫ではない様子なのに、そのように平然と答えた担任に唖然としたその教師は、養護教諭に相談しました。その男児が発達障害と診断されて服薬をしていることを知っていた養護教諭は、薬が強すぎるのではないかと思い、母親を呼び出して確認しました。適応外処方[*10]の強い抗精神病薬が出されていたのですが、その母親は、副作用なんてあるのですか⁉と驚き、主治医から副作用について全く説明を受けていないと話しました。結局、養護教諭からアドバイスを受けた母親が主治医に状況を説明したところ、薬が中止となり、その男児は元気を取り戻しました。

この例のように、親や教師は専門家を妄信するあまり、子どもに異変が起きていても気づかない、あるいは気づこうとしないということが起きてしまうのです。専門家である医師が間違ったことをするはずがないという思い込みが悲劇を生むのです。

そもそも精神科医はメンタルヘルスの「専門家」なのか

発達障害者支援のみならず、自殺対策、労働者のメンタルヘルス、児童虐待防止、いじめ防止、被災地での心のケアといった領域では、精神科医が専門家として君臨しています。そして、早期に専門家である精神科につなげるということが必ず解決策として講じられます。

しかし、精神科医は本当に専門家を名乗れるほどの「成果」を上げているのでしょうか。人々を回復、治癒に結びつけているのでしょうか。結論から言うと、その結果は惨憺たるものです。

ここ二〇年で精神科を標榜するクリニックは急増し、精神科医の数も増え、向精神薬市場は急成

＊10——医薬品を承認されていない効能・効果、あるいは用法・用量で使用すること。

長しています。単純に考えると、医師と薬の消費量が増えたら、患者はどんどん治って減少すると思えますが、その全く逆の結果となっています。患者は増え続け、自立支援医療費（精神科通院費）は際限なく増加し、強制入院の数、身体拘束の数、隔離の数、そして精神科病院における死亡退院の数は軒並み増加しています（図6、図7、図8）。

精神病床を退院した患者の転機を調べると、治癒（通院も不要となり完全に回復した状態）して退院する患者が一か月間でわずか三〇〇人であるのに対して、死亡退院は二〇〇〇人となっています（図9）。これは年間に換算すると二万四〇〇〇人にも上ります。長期入院患者の高齢化による自然死だと言い張る人もいますが、別の統計（厚生労働省精神保健福祉資料調査）によると、死亡退院の四分の一以上は入院後三か月以内での死亡であり、決して長期入院の高齢者のみが亡くなっているわけではありません。

成果が上がっているように見せかけるごまかしのテクニックもあります。たとえば、かかりつけ医から精神科につなぐ「久留米方式」という自殺対策モデルがあります。これは、福岡県久留米市において、久留米大学の精神科医が中心となって進めてきたモデルです。これには「効果がある」と言われています。しかし、検証すると全く違う姿が浮かび上がってきます。

二〇一三（平成二五）年一二月～二〇一四（平成二六）年一一月の一年間に精神科につなげた患者一一六人について、受診半年後の追跡調査を久留米市保健所がしたところ、死亡者は一二人（身体的問題で七人死亡、自殺で四人死亡、不明一人）でした。これは、半年後の結果なので、単純に二倍し

図6　精神疾患を有する総患者数の推移

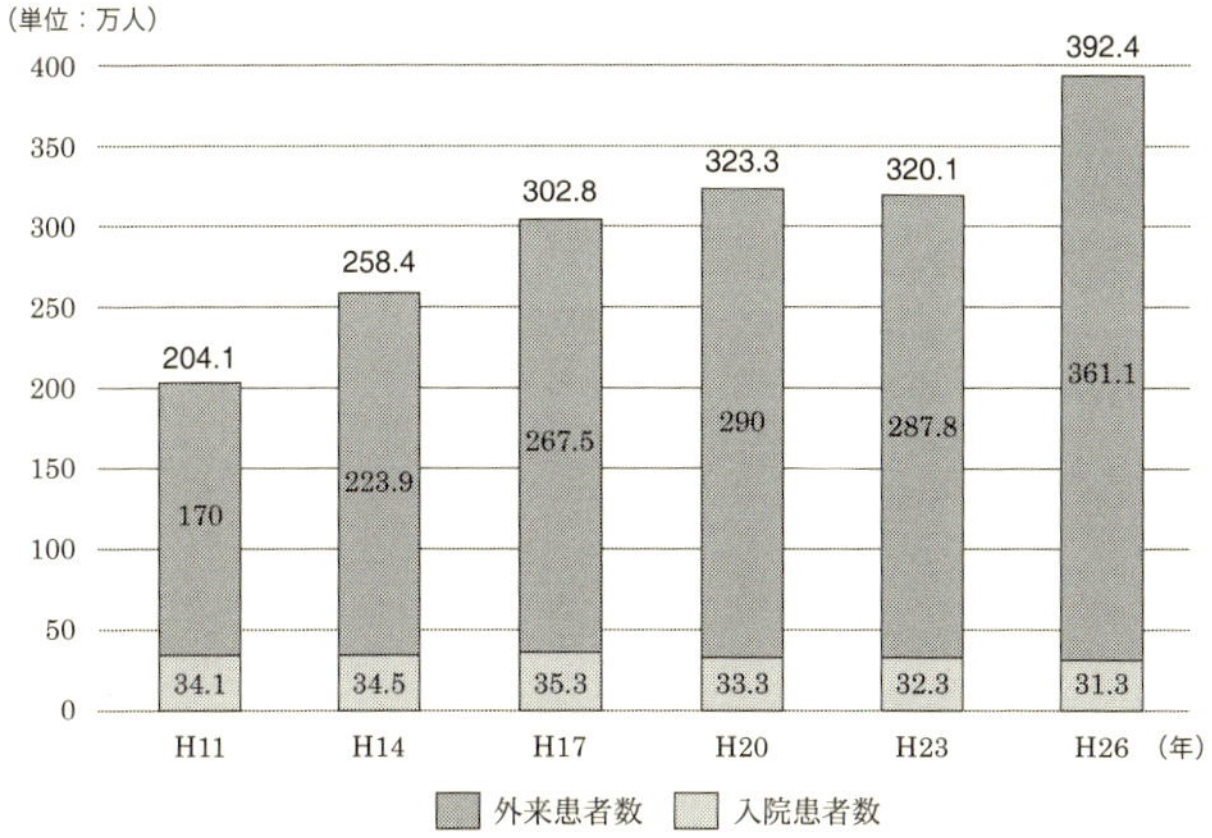

※平成23年の調査では宮城県の一部と福島県を除いている。
資料：厚生労働省「患者調査」より厚生労働省障害保健福祉部で作成。
出所：厚生労働省『第1回これからの精神保健医療福祉のあり方に関する検討会』（2016年1月7日）参考資料（https://www.mhlw.go.jp/file/05-Shingikai-12201000 Shakaiengokyokushougaihokenfukushibu-Kikakuka/0000108755_12.pdf）

図7　精神科病院における行動制限の数（各年6月30日一日の実数）

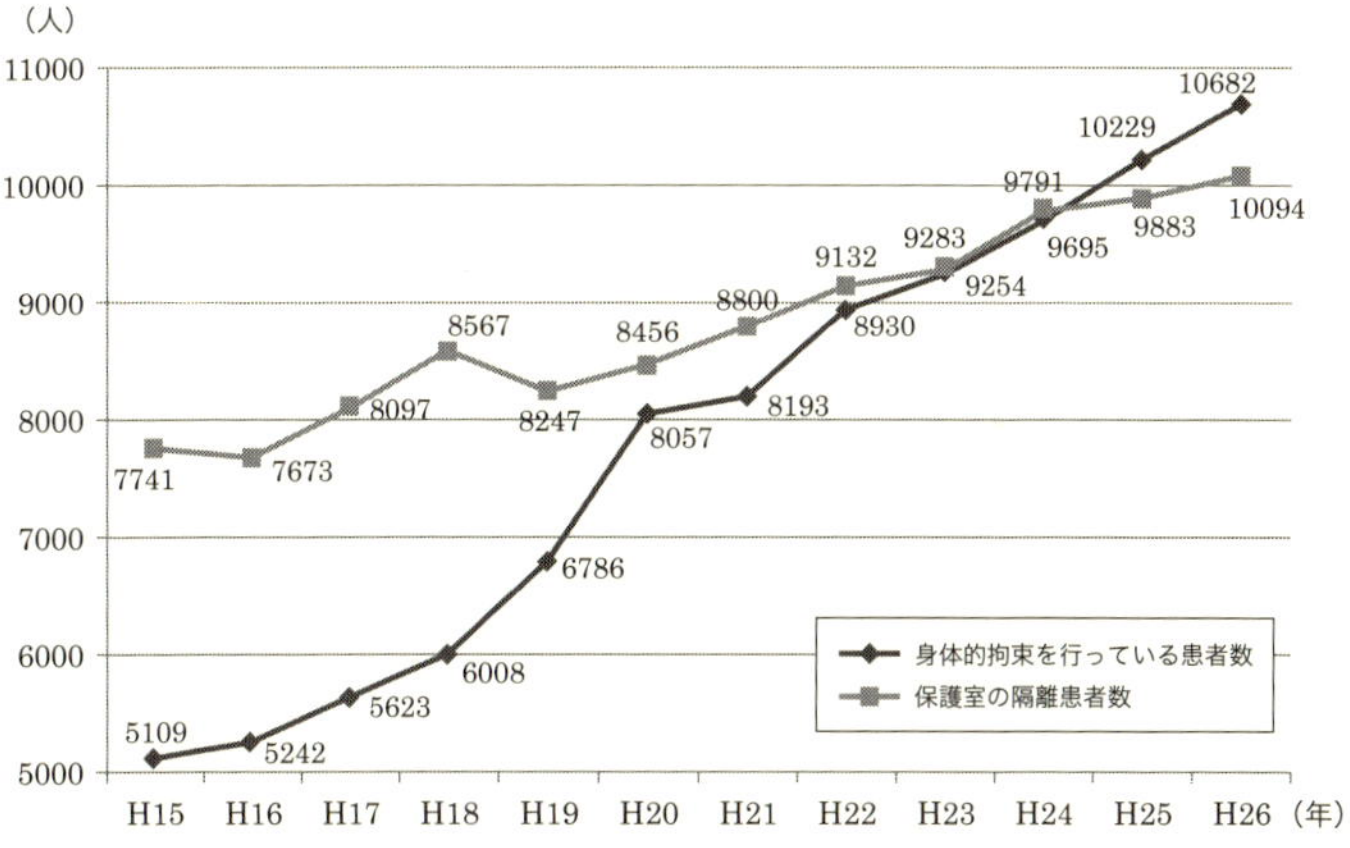

※厚生労働省「精神保健福祉資料調査」参照。

図８　精神科病院における１か月間の死亡退院者数（各年６月）

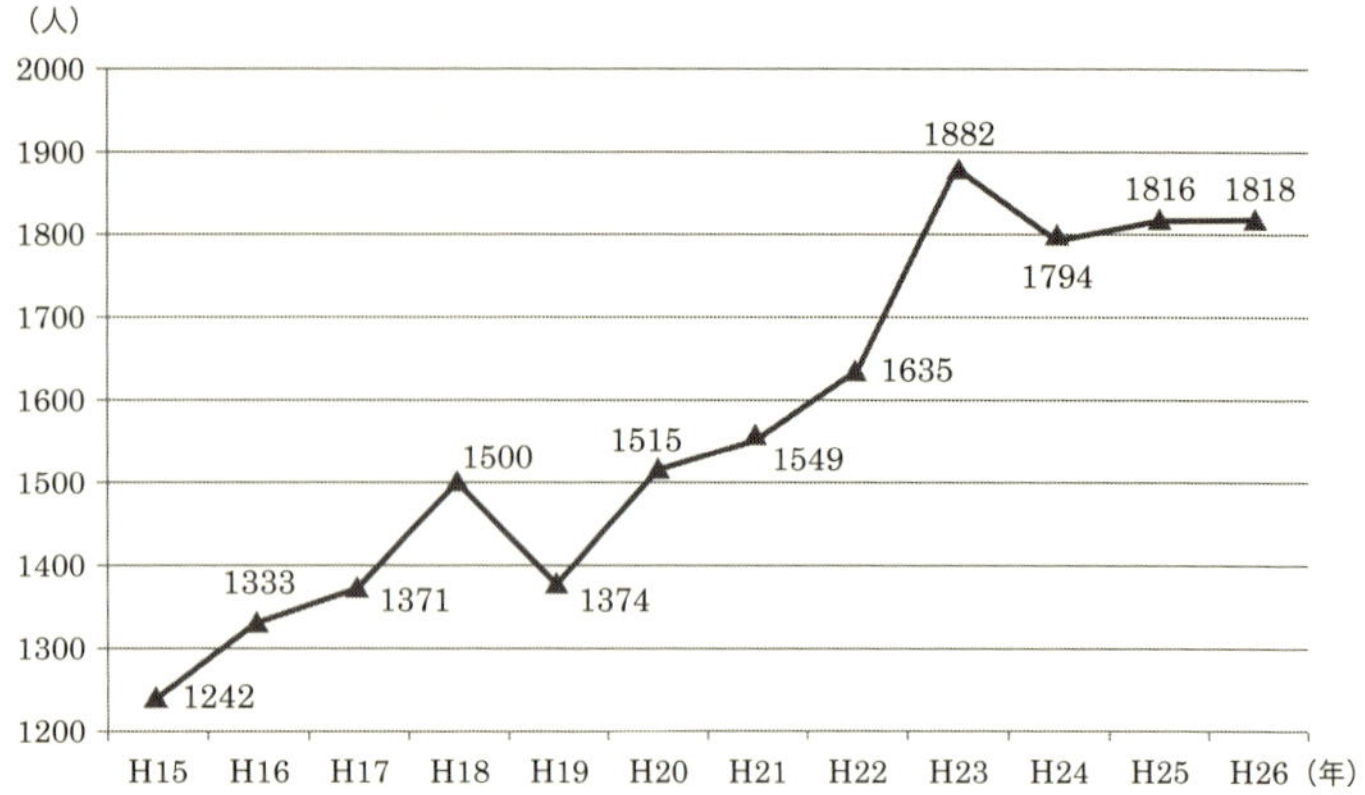

※厚生労働省「精神保健福祉資料調査」参照。

図９

平成 26 年９月の１か月間に精神病床を退院した総数 33,200 人の内訳

治癒：300 人
軽快：24,100 人
不変：2,700 人
悪化：800 人
死亡：2,000 人
その他：3,400 人

精神病床の入院患者数 288,600 人* に対して、治癒して退院できる患者はわずか 300 人に過ぎない（約 0.1%）

＊患者調査の調査日に精神病床に入院していた患者の数。
参考：厚生労働省『平成 26 年「患者調査」』。

てみると、年間で八人が自殺することになり、人口一〇万人あたりの自殺率は七一六・八人となります（全国は一六・八人なので、四二・七倍！）。

精神科で治療中の患者の自殺率については、先行する研究を調べると、「平成二一年一月から一二月までの一年間の推定自殺発生率は通院一〇〇・五、入院一五四・五（患者一〇万人対）であった」[*11]「（新潟県の）入院患者の自殺率は一五〇・七」[*12]という具合であり、それらの数値と比較したとしても非常に高いと言わざるをえません。精神科治療が自殺を減らしたという根拠はどこにもありません。むしろ、粗悪な精神科治療が自殺を促した可能性すらあります。

精神科医の目指すゴールと市民が求めるゴールの違い

精神医学は、現在まで精神障害や発達障害の原因特定も、根本的な治療法の開発も、一つとして成し遂げたことはありません。驚くかもしれませんが、それが事実です。しかも、ここまで脳の検査技術が進んでも、遺伝子解析の技術が発展しても、「あと少しで解明できる」という段階ではな

＊11――大類真嗣ほか「精神科医療機関における自殺の経験および自殺予防に役立っていると考えられる取り組み」『精神神経学雑誌』一一四巻一二号、二〇一二年、一四二〇頁

＊12――新潟県精神保健福祉センター、新潟市こころの健康センター『精神科入院患者自殺調査報告書』二〇一二年一二月、一頁

く、まだまだ全然わかっていないのです。そもそも、本当に脳の疾患であるのかすら本当はわかっていないのです。

しかし、彼らが唯一成功してきたことがあります。それは、患者を「鎮静化」させることです。鎮静化とは、決してそれが治癒や回復を意味するのではありません。しかし、暴れていた人がおとなしくなる様子を見ると、治ったように見えたり、周囲にとってありがたかったりします。

そこで、鎮静化させることこそが患者にとって最善であると信じ込んでいる精神科医が非常に多いのです。命に関わる危険な状態を回避するために、一時的に鎮静化が必要な場合もあるでしょう。しかし、それを最終手段としてではなく、恒常的に用いる精神科医がいるのです。特に、隔離収容主義に偏重してきた日本の精神科医はその傾向が顕著です。実際に、多剤大量処方や長期漫然処方の実態、入院期間や身体拘束継続期間が長期化している実態は、国際的に比較しても異常であり、批判の対象となっています。

このような精神科医は、医師に逆らわず周囲の言うことを聞いておとなしく過ごし、一生薬を飲み続けることこそが患者の幸せだと本気で思っています。そのため、薬が効かなくなれば単純に量や種類を増やすという安易な手法を躊躇なくできてしまうのです。私が知る例では、一日に向精神薬のみで八九錠も服用していた患者もいました。他にも、抗精神病薬が四種類（全て最大量）、抗うつ薬が四種類（うち三剤が最大量）、抗不安薬・睡眠薬は九種類（全て最大量）を同時に出されている「通院」患者もいました。

恐ろしいことに、精神科病院で患者を鎮静化させる感覚で、発達障害の領域に入り込んできている精神科医がいるのです。彼らは、子どもが好ましくない振る舞いをすると、その原因を調べたり環境を調整したりすることもなく、躊躇なく薬を処方します。

これは、われわれ一般市民が望むようなメンタルヘルスの姿ではありません。われわれが専門家に望むメンタルヘルスのゴールとは、生き生きとした自分を取り戻し、自己決定や責任を回復した姿です。もはや薬も通院も必要なく、問題を自分で乗り越えられる知識や能力を身につけている状態です。しかし、鎮静化を求める精神科医のゴールはその対極にあります。人の命令に従い、ぼんやりと無気力で、薬と福祉の世話を受けて生きていくという姿です。

歴史から学ぶ精神医学の姿

なぜこのような精神科医が存在するのでしょうか。それは歴史を振り返れば一目瞭然です。つまり、精神医学とは最初からそういうものだったのです。インシュリンショック療法[*13]、電気けいれん療法などのショック療法、発熱療法[*14]、ロボトミー手術に代表される精神外科手術など、目を覆うよ

＊13――インシュリン注射によって人為的に低血糖状態を作り出してショック状態にさせる治療法。
＊14――マラリアに感染させて高熱を出させる治療法。

うな残虐行為が治療とされ、ひたすら鎮静化が試みられてきました。

もちろん、患者の尊厳を守り、人道的なケアをして回復に導いた精神科医もいました。しかし、精神医療施設は、社会にとって危険な人々を収容するという、いわば社会防衛システムとして発展してきた歴史があります。

それを象徴するのは、日本精神病院協会（現在は日本精神科病院協会）の設立趣意書（一九四九〈昭和二四〉年）です。そこでは、精神病院のことを「常に平和と文化との妨害者である精神障害者に対する文化的施設の一環」と表現しているのです。

また、最近になって障害者に対する強制不妊手術の問題がクローズアップされるようになり、連日のように報道されていますが、その下地を作り上げたのは紛れもなく精神医学です。

近代精神医学はドイツが発祥ですが、日本の精神医学はドイツの直輸入です。日本の精神医学の源である東京大学精神医学教室の歴代教授は、皆ドイツに留学して本場の精神医学を学んできました。

特に、三代目教授であった三宅鑛一《こういち》は、旧優生保護法の前身である国民優生法の成立（一九四〇〈昭和一五〉年）に大きな影響を与えました。国民優生法は、ナチスドイツによる断種法（一九三三年）がモデルとされ、「遺伝性精神病」も断種の対象となっていました。

旧優生保護法（一九四八〈昭和二三〉年成立）では、「遺伝性精神病」「遺伝性精神病質」に加え、一九五二（昭和二七）年の法改正によって「非遺伝性の精神病または精神薄弱者」までもが断種の対象とされました。今まで、精神病が遺伝することを科学的に証明した人はいません。科学的根拠なく、精神病は遺伝するとされ、断種の対象とされてきたのです。そして、その偏見をさらに助長する形で、遺伝しないことが明らかな精神病までも断種の対象となったのです。

一九五三（昭和二八）年には、日本精神衛生会理事長の内村祐之《ゆうし》（東京大学精神医学教室四代目教授、日本精神神経学会理事長）と日本精神病院協会理事長の金子準二が、厚生省（当時）に対して「精神障害者の遺伝を防止するため優生手術の実施を促進せしむる財政措置を講ずること。」と要求する陳情書を連名で提出しています。実際、この陳情後に強制不妊手術件数は増加し、促進されたのです。

反省するドイツの精神医学会、自覚すらない日本の精神医学会

ドイツの精神医学会（ドイツ精神医学精神療法神経学会）は二〇一〇年一一月の年次総会において謝罪表明をしました。それまで、ナチス時代の精神科医は、ナチスやヒトラーの犠牲者であるかのように思われてきましたが、むしろ主体的に障害者抹殺、強制断種を行ったのがドイツ精神医学であったことを公式に認め、犠牲者に謝罪したのです。

フランク・シュナイダー会長（アーヘン工科大学医学部精神科教授）による謝罪表明の日本語翻訳はインターネットでも見ることができますので、一度お読みになることをお勧めします。以下冒頭部分を引用します。

われわれ精神科医は、ナチの時代に人間を侮蔑し、自分たちに信頼を寄せてきた患者の信頼を裏切り、だまし、家族を誘導し、患者を強制断種し、死に至らせ、自らも殺しました。患者を用いて不当な研究を行いました。患者を傷つけ、それどころか死亡させるような研究でした。[*15]

ドイツの精神医学会は過去に向き合い、その過ちを認め、公式に謝罪することで新たな道を進むことを決意しました。もっとも、戦後七〇年経つまで認めなかったという点においては、必ずしも自浄作用が働いたのではなく、ナチスやヒトラーを隠れ蓑にした精神医学の犯罪を追及する声が上がり、もはや隠しきれなくなったという背景があったことも付け加えておきます。

ナチス時代の精神医学の犯罪については、NHKでも何度も特集報道され、ようやく日本でも知られるようになってきました。一方、そのドイツ精神医学を直輸入した日本の精神医学はどうでしょうか。

最近の精神医学会は「アンチスティグマキャンペーン」を打ち出し、精神障害や精神障害者に対する偏見を取り除く運動をしてきました。その一環として、精神分裂病→統合失調症、精神病院→精神科病院といった呼称変更が実現しました。スティグマとは汚名、烙印のことを指し、表向きは精神障害に対する偏見を取り除くというものですが、実質的には精神科の敷居を下げることによって顧客を獲得するという意図がありました。

あたかも、偏見は社会や市民の無知のせいであるかのような論調で、精神科医が偏見に満ちた社会を啓発するという構図ができています。しかし、そこには自分たちこそが精神障害者を「常に平和と文化の妨害者」とみなし、精神障害は遺伝するという差別と偏見を作り出し、断種の対象としてきた張本人だという自覚が決定的に欠けています。呼称変更など、本質的な問題を避けた小手先だけの取り組みと言えるでしょう。

象徴的なのは、日本精神科病院協会理事長の言葉です。協会誌巻頭言（二〇一三年七月）のタイトルは「日本精神科病院協会の歴史は社会的偏見との戦いの歴史でもある」というものです。社会的偏見を作り出してきた同協会が、まるで社会的偏見の犠牲者であるかのような論調です。

被害者が実名で声を上げることによって、ようやく強制不妊手術の実態を明らかにする動きが出はじめ、連日のように報道されています。しかし、精神障害が遺伝するという根拠のない情報を広め、法の成立、手術の実施やその対象の判定、手術の普及・促進に関わってきた精神医療関連団体からは、公式な謝罪や反省の言葉がありません。

つまり、日本の精神医学はナチスのイデオロギーと決別していないのです。隔離収容主義、多剤大量処方、長期漫然処方などはずいぶん昔から問題視されてきましたが、結局精神医療業界は自浄

＊15――岩井一正「七〇年間の沈黙を破って――ドイツ精神医学精神療法神経学会（DGPPN）の二〇一〇年総会における謝罪表明　（付）追悼式典におけるDGPPNフランク・シュナイダー会長の談話『ナチ時代の精神医学――回想と責任』（邦訳）」『精神神経学雑誌』一一三巻八号、二〇一一年、七八五頁

作用を働かせることができず、自発的に解決する兆しすら見えません。ナチスの系譜を断ち切るために歴史に向き合ったドイツ精神医学と対照的に、日本の精神医学は無自覚のままナチスの亡霊をひきずっているのです。

ナチス型精神医学とアメリカ型精神医学の化学反応

ＤＳＭの導入によってアメリカの精神医学は製薬会社と親和性を持つようになりました。製薬会社による巨額のマーケティング資金が投入され、マスメディアを通して病気や障害が喧伝され、解決策としての薬が売り込まれました。製薬会社から巨額の金を受け取った権威の精神科医がそのお墨付きを与えるという構図が公然となりました。ここで重要なことは、ターゲットが「一般人」だということです。

このアメリカ型の精神医学が日本に本格的に輸入された結果が、まさにうつ病バブルです。それまで、日本において精神医学の対象は、主に重度の精神障害者でした。一般人にとっては無関係、別世界の話でした。ところが、うつ病キャンペーンはまさに一般人をターゲットにし、患者を掘り起こすというものでした。

「収容列島」「精神病院大国」というナチスの亡霊をひきずっていた日本の精神医学に、製薬産業と結託したアメリカ型精神医学が混じり合う形で入り込んできたのです。それは最悪の化学反応を引き起こしました。

精神科病院内で行われてきた多剤大量処方が、精神科や心療内科を標榜する街角クリニックにおいて、より幅広い人々を対象に行われるようになったのです。うつ病バブルに乗じて雨後のタケノコのように作られたこれらのクリニックにおいて、人々は「DSMの乱用」でしかないチェックリスト診断だけで病名をつけられ、目を覆うようなデタラメな処方をされたのです。

これは、本場アメリカを凌ぐ悲惨な光景となりました。アメリカはたしかに安易な診断やそれに伴う安易な投薬が大きな社会問題となりました。しかし、精神医学と製薬会社が猛威を振るう一方で、保険会社と弁護士が強い抑止力として機能しているのも事実です。保険会社は科学的根拠のない投薬に対して保険を支払いません。そして、よくも悪くも訴訟社会であるアメリカでは、向精神薬の危険な副作用が隠蔽されて処方されていたことについて、大規模な集団訴訟が起きています。

一方、日本では（歯科医師、獣医師と）医師のみが薬を処方する権限を持ち、その処方権が強すぎるという弊害があります。薬理学的にありえない処方であっても、医師の専門的な判断によって処方したとなればOKとなります。医師ではなく薬剤師こそが薬の専門家ですが、調剤権しかない薬剤師も、皆の公金を預かっているはずの保険者も、医師に強く物を言えず、デタラメ治療の抑止力としてはほとんど機能しません。

私は、このあまりにもひどい実態について告発し、改善を求めて何度も厚生労働省に足を運びました。当初、厚生労働省は向精神薬処方の実態把握すらしていませんでした。繰り返し要望することで、ようやく二〇〇九（平成二一）年に実態調査を開始するようになり、次々と不適切な実態が判明してきました。そして、二〇一〇（平成二二）年以降、向精神薬の多剤処方を規制するような通知や診療報酬の改定、問題となっていた特定の向精神薬の規制や販売停止などが実現されてきました（巻末資料二三二－二三三頁）。

結局、外圧が高まり、診療報酬の制限という形を取らなければ、精神医療業界は自ら状況を改善できないという不名誉な状況に陥っているのです。二〇一〇（平成二二）年以降に自殺者が急激に減少してきたのは（巻末資料二三一頁）、これらの規制と無関係ではないでしょう。精神科医たちは、早期発見・早期治療を進めてきた自分たちの取り組みのおかげで自殺が減少したと、まるで自分たちの手柄であるかのように思い込んでいるようですが。

発達障害者支援と強制不妊手術の共通点

少し遠回りになりましたが、発達障害者支援の問題に戻ります。発達障害者支援が、こういった精神医学の歴史の延長上にあるということに気づくことは重要です。もちろん、発達障害に関わる全ての医師をナチスとイコールとみなしたり、製薬会社とズブズブだと批判するつもりはありません。今や、精神科医のみならず、小児神経科医や小児科医も関わっていますし、誠実であり慎重な姿勢で子どもたちを支援していこうとていねいに診療する医師も数多くいることはよく知っています。

しかし、ナチスの系譜を継ぐ一部の精神科医が、ＤＳＭを乱用する形で人々に根拠なくレッテルを貼り、選別し、危険な投薬をしているのは事実です。厄介なのは、彼らが悪意をもってそれをしているのではなく、善意のつもりでやっていることです。

実際、ナチス時代に障害者を大量に安楽死させた精神科医たちは、殺してあげることが障害者のためだと信じていました。そして、強制不妊手術を促進したり、その判定に関わったりした精神科医たちは、子どもを産めなくすることが本人や周囲のためだと信じていました。純粋な善意というよりも、悪意を自覚しない錯覚の善意と言ったほうが正しいかもしれません。なぜなら、そこには人間に対する敬意が感じられないからです。

悲劇は、そのような精神科医が非常に強い権限を持ってしまったことです。精神科医には、他人の人権を剥奪できる権限があります。脳に直接作用し、危険な副作用のある向精神薬を投与することもできます。最大の問題は、根拠を示すことなくそれができてしまうことです。それに尽きます。

社会的不利益を被るような診断をつけられたり、その診断を根拠に身柄を拘束されたり、取り返しのつかない重大な副作用に襲われたりすることは、その本人にとって限りなくマイナスです。通常であれば、これだけ個人の健康面でも社会面でも不利益となるようなことがあれば「冤罪」が起こらないよう最大限配慮されるものです。ところが、精神医療の分野では「冤罪」が普通に起こりうるだけでなく、そこから身を守ったり、抜け出したりする手段がほとんどない（形だけあっても全く機能していない）という現実があるのです。

ちなみに、旧優生保護法を実質的に強化したのは精神衛生法の制定（一九五〇〈昭和二五〉年）です。この法制定により、特定の精神科医には本人の意思に反した強制入院の決定や、隔離拘束などの行動制限を行う権限が与えられました。法案が提出された際には、日本精神病院協会（当時）の顧問であった中山壽彦《としひこ》参議院議員によってこのような説明がなされました。「法案の大要について申し上げますと、第一に、この法案は、いやしくも正常な社会生活を破壊する危険のある精神障害者全般をその対象としてつかむことといたしました。従来の狭義の精神病者だけでなく、精神薄弱者及び精神病質者をも加えたのであります」（衆議院「厚生委員会〈一九五〇年四月五日〉議事録」）。この表現からも、精神障害者を治療の対象ではなく危険分子とみなしていたことがわかります。

ナチス時代の精神科医は、人々を根拠なく選別し、「価値のない生命」とレッテルを貼り、強制不妊手術や安楽死を行いました。戦後日本では、精神科医らが強制不妊手術の対象を選別・決定していたのですが、そのプロセスは非常にずさんで差別的でした。そもそも精神病が遺伝するということ自体に根拠がありませんでした。根拠のない選別によって子孫を残す価値もないとされたのです。

現在の発達障害者支援も同根の問題があります。子どもたちは根拠なく「先天的な脳機能障害」として選別されています。そして、本人のためであるとして、成長途中の脳にどんな悪影響を及ぼすのかもわからない向精神薬が安易に処方されているのです。

精神病を遺伝病とし、精神障害者までも強制不妊手術の対象とした旧優生保護法も、発達障害を脳の機能障害とした発達障害者支援法も、どちらも科学的根拠の乏しい専門家の意見が法の条文に政治的に反映されています。

――いやいや、発達障害者支援法においては、早期発見や早期診断とはあくまで早期に適切な支援に結びつけるためであって、過去のように差別や排除の意図はなく根本的に異なるはずだ！　と反論する人がいるでしょう。しかし、それならなおさら、同法の本来の意図や理念と真逆の形で発達障害者支援が暴走・乱用されている実態について本気で向き合う必要があるのです。

すでに指摘したとおり、発達障害者支援法は早期発見至上主義に陥るあまり、被害を防ぐことについて十分な対策を講じていないのです。発達障害者支援の推進者は、法的な支援も周囲の理解もなく苦しんできた、いわば少数派で立場の弱い人々を救うために活動してきました。しかし、その推進者たちが、過剰診断やデタラメ治療被害について苦しむ人々の声を「極端な例」として切り捨て、無視してきたことは忘れられません。発達障害者支援法によって助けられたという人は大勢いるかもしれません。しかし、だからと言って、逆に被害を受けた人々を無視してもよいという理由にはなりません。

強制不妊手術についても、法案審議の段階から疑問の声は出ていました。施行後も反対する声がありました。しかし、それらは全て打ち消され、精神医療業界の強いバックアップも受けて、優生思想は国民全体に刷り込まれることになったのです。

発達障害の早期発見至上主義もある意味「思想」に近いものがあります。なぜならば、今まで述べてきたとおり、早期発見の手段は非常にあいまいで根拠に乏しく、また早期に正しく発見したところで適切な支援に結びつく保障などなく、むしろデタラメ治療によって命や健康を脅かされるリスクがあるというのが現実だからです。そこを無視し、早期に発見して早期に支援に結びつけることが絶対的に正しいと考えるのは、乏しい科学的根拠で強制不妊手術を正しい手段だと考えていた過去と変わらないのです。

十分な声が上がらないかぎりなかったことにされる日本

なぜ強制不妊手術の問題が今頃になってクローズアップされてきたのでしょうか。散々差別的な政策を推進してきた国や自治体、業界団体、専門家たちは反省や謝罪の態度を示さずに正当化し続け、被害者を切り捨ててきました。一部の団体や学者、報道からは批判の声が上がりましたが、それでは何も変わりませんでした。大きな転機となったのは、ついに被害者が勇気を出して声を上げ、国の責任を問うために提訴をしたということです。そして、その様子が報道されるようになり、他の被害者たちも声を上げるようになったのです。

これは、声が大きくならないかぎり、被害はなかったことにされるということを示唆しています。いじめ問題、セクハラ問題、パワハラ問題……これらは声が大きくならないかぎり、なかったものとして処理されるのです。誰かが声を上げることが最初のステップですが、それが大きなものとならないかぎりつぶされるのです。

強制不妊手術とほぼ同じか少し前の時代、今となっては非人道的とされているロボトミー手術（脳の一部を切除する手術）もさかんに行われていました。強制不妊手術と同様、ロボトミー手術も当時は合法（厳密に言うとロボトミー手術は現在も「違法」ではない）でした。相当数の被害者がいるはずですが、声を上げることができない状況なのでしょう。声が上がらないため、この問題について国や精神医療業界は責任を問われず、今の時代の国民にはほとんど知られていないのです。

ここで暗澹たる気持ちになるのは、いったいどれだけの子どもが犠牲になれば、ようやく早期発見至上主義にブレーキがかかるようになるのかということです。単に知られていないだけで、すでに子どもたちの命は奪われているのです。

ある子どもの死

象徴的な事件が二〇一二（平成二四）年一〇月、岐阜で起きました。当時一〇歳の男児が突然死しました。日本脳炎ワクチン接種直後に心肺停止になったことから、当初はワクチンが原因ではないかと騒がれました。ところが、男児には三種類の向精神薬が処方されており、うち二種類は併用禁忌（一緒に処方してはいけない）ということが判明しました。

広汎性発達障害と診断されていた男児は、当時エビリファイ（抗精神病薬）、オーラップ（自閉症に使われる抗精神病薬）、ジェイゾロフト（抗うつ薬）の三種類の向精神薬が同時に処方されていました。

典型的なカクテル処方[*16]と言えます。

このうちオーラップとジェイゾロフトは、併用した場合に心血管系に重篤な副作用が現れる危険性があるとして一緒に出すことは禁止されています。ところが、報道によると母親は「かかりつけ医を信頼しており、指示通りに飲ませていた。併用禁止とは知らなかった」（毎日新聞二〇一二年一一月一日夕刊）と話す一方、かかりつけ医であった児童精神科医は「問題の二つの薬の併用がいけないという指定があることは知っていた。あの薬が、処方した量で影響を与えるとは思えない。少量であれば安全という判断だ」（中日新聞二〇一二年一一月一日朝刊）と説明しています。

この児童精神科医は禁止されていることを知っていてやったと主張しています。ただし、禁止されているというのはあくまで保険診療の範囲の話なのです。併用禁忌の薬を処方したからといって、ただちに何らかの刑事責任を問われるわけではありません。それよりも医師の処方権が上回るのです。ペナルティがあるとすれば、その分の治療に保険診療が認められなくなるくらいでしょうか。

明らかにおかしいのは、この児童精神科医が危険な投薬について家族に何ら説明していないことです。夜尿症に対して前月から追加でジェイゾロフトを処方していたということですが、そもそもそれは適応外処方です。つまり安全性が確かめられていない適応外処方であると同時に、危険性が確かめられている併用禁忌の処方だったのです。しかもそれを認識していながらちゃんと説明していないのです。

二〇一二（平成二四）年一〇月三一日、厚生科学審議会感染症分科会予防接種部会日本脳炎に関

する小委員会が開催され、出席した複数の専門家から、男児の突然死が向精神薬の副作用であった可能性が指摘されています。

しかし、それでもこの児童精神科医が公然と責任を問われることはありませんでした。当初は警察も動いたのですが、死亡との因果関係が不明となり、早々に警察は引き揚げ、刑事事件ではなくなりました。その後、遺族が民事訴訟を起こしたのかどうかはわかりませんが、少なくとも私はそのような報道は耳にしていません。

この事件はまさに象徴的と言えるでしょう。家族が信じていた専門家とは、インフォームド・コンセントの基本すら守らず、危険な投薬を家族に説明すらせずに行い、いざ問題が発覚すると悪びれもせず開き直るような人物だったのです。

ずさんで危険な実態

さて、岐阜の事件はごく一部の例外的な事件にすぎないのでしょうか。私のところには、痛ましい事例がいくつも報告されています。治療との因果関係を証明できるかどうかはさておき、命を

*16——単一薬効の薬を単剤で出すのではなく、睡眠薬＋抗うつ薬のような複数の薬効の薬を一緒に出す処方。

失ったり、重篤な副作用に苦しめられたりする子どもたちも実際にいるのです。安易に診断を下さずに慎重に経過観察や鑑別検査をする医師がいる一方、チェックリスト診断や安易な投薬がはびこっていることを実感します。以下はその実際の例です。

事例①：三歳児健診で発達障害の疑いありとされ、発達障害者支援センターを経由して児童精神科にかかった三歳女児が、初診で広汎性発達障害と診断され、いきなりリスパダールとエビリファイ（いずれも抗精神病薬）を併用で処方された。親は副作用について一切説明を受けていなかった。

事例②：不登校気味だった小学校高学年男児が、何らの経過観察や鑑別検査もなく、初診ですぐに「アスペルガー障害」と診断され、初日からエビリファイ3㎎が処方された（通常の開始量は1㎎）。薬が強すぎたためにふらついて転倒し、救急車を呼ばれる大怪我をした。

事例③：就学前から児童精神科にかかり、広汎性発達障害と診断されていた小学校低学年女児。リスパダール、エビリファイ、インヴェガ（いずれも抗精神病薬）、ストラテラ（ＡＤＨＤ薬）を同時に処方されていたが、親は副作用について説明を受けておらず、親類の薬剤師に指摘されてはじめて問題ある多剤処方であることがわかった。

事例④：小学校低学年女児が、診察中に椅子でくるくる回って遊んでいたというだけで、何らの経過観察や鑑別検査もなく、初診でＡＤＨＤと診断され、いきなりストラテラが処方された。親は、副作用について何らの説明も受けなかった。

事例⑤：学校から促されて精神科を受診した小学校男児が、初診一〇分の問診だけでADHDと診断され、適応外処方であるリスパダールが処方された。服用後一週間ほど男児の不調が続き、母親が「副作用では」と主治医に尋ねたら、「そんなはずはない。飲ませ続けなさい」と言われ、対処してもらえなかった。

さて、これらの事例を見て「極端だ」「こんなことはごく一部にすぎない」と思われた人もいるかもしれません。しかし、これらの事例は、どこぞのわけのわからない怪しげな個人クリニックで起きたものではありません。これらは、国立大学病院や、児童相談所と連携している精神科病院や、国や自治体の審議会メンバーにも名を連ねる「権威」が運営する施設で起きたことなのです。つまり、学校や公的機関から紹介されるようなところですらこういうデタラメ診断や根拠のない投薬が行われているのです。

ちなみに、開業医は十分な専門的知識や経験がなくても「児童精神科」を標榜することができるため、そういった自称児童精神科医の下ではもっと信じがたいことが起きています。子どもに対して安易に診断・投薬するのは序の口であり、患者として来院した女子高生にわいせつ行為をした自称児童精神科医もいました。さらには、子どもと共に来院した母親の不安につけこむという手口で、複数の母親と性的関係を持っていた自称児童精神科医もいました。ADHDに使われるコンサータを横流しして検挙された自称児童精神科医もいました。

専門的な医療機関、特に学校や公的機関を介してつなげられた医療機関に対して最初から疑いの目を向ける人は少ないでしょう。特に、子どもの振る舞いにどう対処したらよいのかわからず、親が不安になっている状態であれば、どんな医療機関であっても助けを差し伸べる光明にしか見えないのも無理はありません。

しかし、こと精神科においては当たり外れが大きく、質の低いところはどこまでも限りなく低いというのが現実です。それはまさに地雷です。まるで、学校や公的機関がわざわざ地雷原を避難所として設定し、人々をそこに誘導しているかのようです。たしかに避難が必要なときがあるでしょう。しかし、地雷が埋められているというリスクをあらかじめ伝えられた上で慎重にその場所に避難するのと、全く無防備な状態で避難するのとでは、結果が全く違ってくるのです。

極端な事例を取り上げて不安を煽るなという反論について

デタラメな精神科医がいるのは事実です。専門家を自称しながら、基本中の基本すらできず、根拠のない診断や投薬をする精神科医が存在し、それがごく一部ではなく無視できないほどの数であることも示唆されています。たとえば、統合失調症で入院する患者の四割に、三種類以上の抗精神病薬が同時に処方されるという、エビデンスの一切ない多剤処方がされていたということが、朝日新聞（二〇一三年八月二〇日付け朝刊）で報道されています。

そして、そのような精神科医が、時には患者の命を奪い、人権を侵害し、不正を働いているというのは事実です。本人の意に反する強制医療（強制入院や身体拘束、隔離）を指示できる特別な権限である精神保健指定医の資格の不正取得が蔓延していたことが発覚し、二〇一六（平成二八）年一〇月二六日に厚生労働省が一度に八九人もの資格取り消しを発表したことすらもあります。多くの被害者が苦しんでいるのも事実です。そして、その被害が発達障害分野にまで広がってきたのも事実です。

しかし、このような事実を指摘すると、必ずこのような反論が出てきます。

「精神科に行って救われている人もいる」

「大半の精神科の先生は真面目にやっている」

「ごく一部の極端な例を挙げて一般化するな」

「精神医療に対する過度な恐怖心を煽り立てて本当に医療や福祉を必要とする人のアクセスを妨害するな」

これは、一見すると正当に見えますが、要するに人々に防犯意識を持たせるなと言っているに等しいことなのです。夜道を歩かざるをえないことはあるでしょう。でも、そこで防犯意識を持ち、ある程度の防護手段を持った上で警戒しながら夜道を歩くのと、無防備で歩くのでは全然違います。この理屈ではまるで前者がいけないかのようです。

電話やＡＴＭを振り込め詐欺（オレオレ詐欺）に悪用する人などごく一部にすぎません。しかし、ＡＴＭにはしつこいまでに警告表示がなされ、防犯協会は街中を走り回って注意を呼びかけ、政府は新聞やテレビを通して被害防止を呼びかけています。それでも被害が出てしまうのが現実です。

どんな領域でも、大半の人々が真面目に誠実に職務を全うしている一方、一部の人々が悪事を働いているという構図が見られます。特に、決まりがあいまいな領域は不正・犯罪の温床になりやすいのは当然のことです。だからこそ、精神医療という根拠もルールもあいまいな分野には犯罪、人権侵害がはびこりやすいのです。

現在、行政機関を中心に行われているメンタルヘルス対策（発達障害者支援も含む）というものは、そのほとんどが「とにかく専門家につなげる」というものです。そこには、デタラメな専門家が存在し、被害に遭う危険性があるという視点は微塵もありません。

それは、ネット教育なしに子どもにスマホを持たせるというレベルではなく、悪い人なんてこの世にいないんだよと言って子どもに一人で夜道を歩かせるレベルです。本書を執筆した動機はまさにそこにあります。実際にすでに深刻な被害が出ているのに、「夜道の一人歩きは危険だよ」と注意する大人が誰もいないのに気づいたからです。

第3章

製薬産業と発達障害者支援

国連の勧告を無視する学会

二〇一〇年六月、国連児童の権利委員会は日本に対する最終報告を発表しました。その中で、「委員会は、ＡＤＨＤの治療に関する研究と医療従事者の研修が開始されたことを歓迎するが、この現象が主に薬物によって治療されるべき生理的障害とみなされ、社会的決定要因が適切に考慮されていないことを懸念する」「委員会は、締約国がＡＤＨＤの診断数の推移を監視するとともに、この分野における研究が製薬産業とは独立した形で実施されることを確保するよう勧告する」と述べられています。

実は、このような勧告は日本に対してのみ出されたのではありません。ＡＤＨＤ薬が承認され、販売が始まった国において、ＡＤＨＤの診断数と薬物処方の数が急増するという現象が共通して起きており、国連はそれに対して「重大な懸念（Serious Concerns）」を示し、各締約国に同様の勧告を出して注意喚起しているのです。

さて、日本はこの勧告を受け、ＡＤＨＤの分野の研究が製薬産業とは独立した形で実施されてきたのでしょうか。ＡＤＨＤの専門学会である日本ＡＤＨＤ学会を見れば、その答えは一目瞭然です。学会の運営は、ＡＤＨＤ薬を製造販売する製薬会社からの資金提供で賄われ、学会の幹部にそのような製薬会社からの金銭供与があったからです。

特に違和感を覚えたのは、二〇一〇（平成二二）年四月から二〇一六（平成二八）年三月まで同学会の理事長を務めた、東京都立小児総合医療センター顧問（当時）の市川宏伸氏でした。彼には他にも肩書きがありました。その一つは、日本発達障害ネットワーク理事長です。

彼は、七五項目のチェックリスト作成やそれを使った調査に関わり、六％という架空の需要を作り出した張本人でしたが（五〇－五一頁参照）、自閉症の家族を持つという立場からも日本自閉症協会会長を務め、発達障害者団体を束ねる日本発達障害ネットワークのトップに立ちました。また、厚生労働省、文部科学省、法務省などの検討会や有識者メンバーとして、発達障害者支援法の成立や施行後の広がりについて大きな影響力を与えた人物でもあります。発達障害者支援の最初から現在までずっと第一人者であり続けているのです。

市川氏は、国の施策に影響を与える有識者であると同時に、専門学会のトップであり、しかも当事者団体のトップを兼任し、公的機関の肩書きもあったのです。国連の勧告もあったため、私は製薬会社が公表している情報から、市川氏や学会に対する資金の動きを調べました。すると、以下のような構図が浮かび上がってきました（図10）。

もちろん、国連からの勧告を無視したからといって、日本の法律に触れるわけではありません。この構図だけをもって市川氏や日本ＡＤＨＤ学会を責めることもできません。

新たな違和感

違和感をさらに覚えたのは、東京都が発行した『発達障害者支援ハンドブック2015』に寄稿された市川氏のコラムを読んだときでした。ＡＤＨＤ薬の副作用を軽視するような表現があったため、執筆を依頼した東京都は、市川氏が特定の製薬会社から多額の金銭を受け取っている事実を把握し（図10、表1）、適切に管理しているのかが気になったのです。

公開質問状を東京都に送り、やり取りを繰り返す中で重大な問題が発覚することになります。章末に実際に送った公開質問状とそれに対する東京都からの回答を示します（「公開質問状1～3」およびそれらに対する「東京都の回答」一一八－一二三頁）。

いかがでしょうか。『ハンドブック』から始まった違和感は、市川氏の違反を暴き、東京都議会や新聞報道でも取り上げられる結果となりました。

東京都にも厚生労働省にも虚偽報告をした市川氏

ここで、東京都側は「故意ではない」としていますが（「公開質問状3への東京都の回答」一二三頁）、それが単なるミスではありえないことを解説します。「資料1」（一二四頁）は情報公開によって厚

図 10

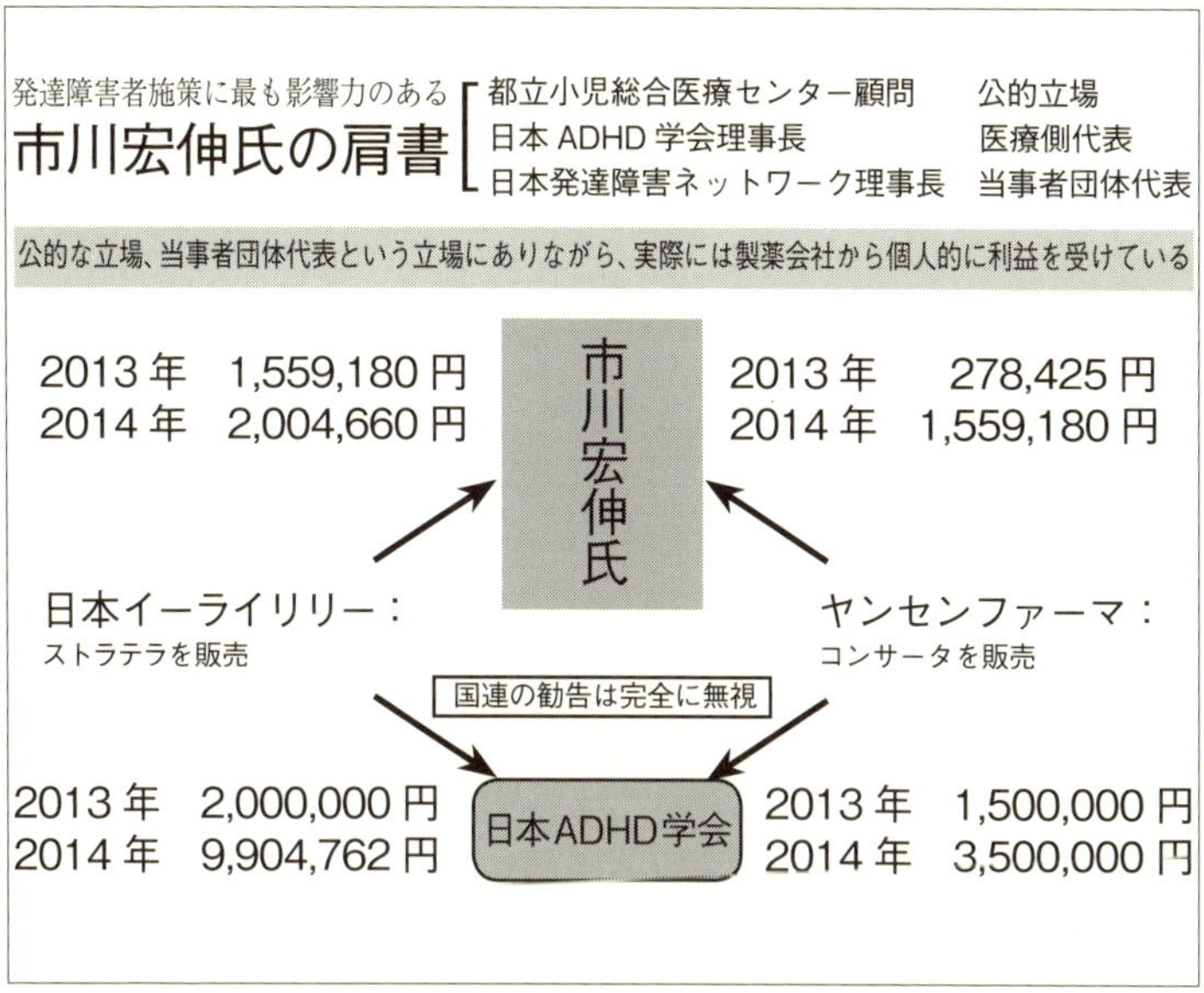

表 1　ADHD 治療薬の製造販売会社から市川宏伸氏に支払われた金銭一覧

	2013 年	2014 年
日本イーライリリー	1,559,180 円	2,004,660 円
ヤンセンファーマ	278,425 円	890,960 円

※各社 HP の公表情報参照。
※講師謝金、監修・原稿執筆料、コンサルティング等業務委託料の合計。
※ 2014 年のヤンセンファーマ分の金額が図 10 と異なる理由は、公開質問状提出後に新たに追加で判明した分が含まれていないためである。

生労働省から入手した文書です。

平成二六年度厚生労働科学研究費の調査研究において、彼は「発達障害を含む児童・思春期精神疾患の薬物治療ガイドラインの作成と普及」の分担研究者として厚生労働省に報告書を提出しています。この分担研究のタイトルは、「東京都立小児総合医療センターにおける注意欠陥・多動性障害（ＡＤＨＤ）に対する薬物療法の実態調査」となっており、一般に公開されています。

このタイトルからも、市川氏が「これまでに当院の患者データを使用した研究を行っていない」というのは明らかな嘘であることがわかります。東京都が市川氏に確認した上でその回答をしたということなので、これは市川氏が意図的に嘘をついたということです。

さらには、厚生労働省に対しても虚偽報告をしていることがわかります。「5.利益相反の管理」の項目で、管理の必要性の有無に「無」とチェックが入っています（「資料1」一二四頁）。研究テーマであるＡＤＨＤの薬物療法について、その薬を製造販売する製薬会社から年間一〇〇万円を超える金銭を受け取りながらそのような申告をしたのは、意図的に嘘をついたのか、研究者として致命的なまでの無知であるのかどちらかになります。いずれにせよ研究者失格です。なぜならば、これは薬物治療ガイドライン作成のための研究であり、通常の研究よりも利益相反管理について神経を尖らせる必要があるからです。製薬会社からカネを受け取っていること自体が悪いのではなく、それを隠したことが悪質なのであり、それはガイドライン全体の信用に関わる大きな問題なのです。

違反発覚後、市川氏は報告書を訂正して再提出しています（「資料2」一二五頁）。

厚生労働省によると、同薬物治療ガイドライン完成版は二〇一九年に発表されることになるようですが、市川氏はそこから外されたそうです。しかし、私が追及しなければ市川氏の違反は明らかにされることもなかったのです。本当に信頼できるガイドラインなのか今の時点で疑問があります。

市川氏は日本のビーダーマン博士か

発達障害をめぐる薬物療法、特にADHDに対する投薬について、製薬会社と利害関係にある権威ある精神科医が製薬会社の過剰なマーケティングに加担し、不必要な患者を作り出していることが世界的に問題となっています。それを象徴するのが米国で二〇〇八年に発覚した、ビーダーマン博士騒動です。ジョセフ・ビーダーマン博士は、当時ハーバード大学医学部精神科教授を務める、世界的な児童精神科医で、その分野の権威でした。しかし、二〇〇八年に利益相反の申告漏れが発覚して以来、次々と製薬会社との深刻な癒着構造も暴かれ、子どもの命や健康と引き換えに研究を捻じ曲げてきた事実が明らかになり、一大スキャンダルとなりました。

市川氏は、ビーダーマン博士と同様、ADHD治療薬を製造販売する製薬会社から巨額の金銭を受け取り、密接に薬の普及啓発活動を推進しながら、受け取った金銭について申告していませんでした。

両者の共通点／類似点を表にまとめました（表2）。驚くほど似ていることがわかります。

表2　市川宏伸氏とビーターマン博士との共通点／類似点

市川宏伸氏 東京都立小児総合医療センター顧問	ジョセフ・ビーダーマン博士 ハーバード大学医学部精神科教授
日本で最も著名な児童精神科医	世界で最も著名な児童精神科医
ADHD 薬物治療の権威	ADHD 薬物治療の権威
2014 年に日本イーライリリー（ストラテラの製造・販売元）から約 200 万円、ヤンセンファーマ（コンサータの製造・販売元）から約 156 万円を受け取りながら適正に報告されていなかった。	2000 ～ 2004 年でイーライリリーから 62,477 ドル、ジョンソン＆ジョンソン（ヤンセンファーマの親会社）から 58,169 ドル受け取っていたが、適正に報告されていなかった。
上記の申告漏れは、「厚生労働科学研究における利益相反の管理に関する指針」に基づいて作成された「都立小児総合医療センターにおける利益相反管理手順書」の違反である。	上記申告漏れは、「利益相反に関する NIH 規則」の違反である。 ※ NIH ＝国立衛生研究所
ストラテラの臨床試験に関わるなどし、大人の ADHD に関する普及啓発の第一人者として製薬会社主催のセミナー、シンポジウムに積極的に登壇し、ADHD 治療薬の売上急増に貢献している。国連の勧告に反して製薬会社から多額の金銭を受け取っている日本 ADHD 学会の理事長（当時）でもある。	2000 ～ 2002 年に少なくとも 4 回来日して日本の中心的な児童精神科医と共に講演し、ストラテラを「従来より副作用が少なく、生活の質の向上が見込まれる」などと説明するなど、ADHD に対する薬物療法を積極的に紹介した。日本ではその頃にストラテラの臨床試験が本格的に開始された。
発達障害者支援法成立の立役者。安易なチェックリスト判定につながる 75 項目のチェックリストを作成し、全国調査をした。そこから導かれた発達障害が約 6％（6.5％）という数字は何らの科学的・疫学的根拠もなかったが、それが法整備の根拠とされた。今でもその数字は独り歩きし、過剰診断の風潮を作り出している。市川氏が第一人者である「大人の ADHD」という概念については、専門家からも過剰診断や病気喧伝として批判の声が出ている。	小児双極性障害のガイドライン作成や普及啓発事業に積極的に関わった。その結果、未就学児までもが抗精神病薬を安易に投薬される風潮が広がり、国際的な非難を浴びた。DSM-IV 編纂責任者であるアレン・フランセス博士は、小児双極性障害の診断が 40 倍になったことを指摘し「育児上の問題、子どもの発達の問題すべてが双極性障害の証拠として解釈されてしまいました」「これはまさに不祥事だ」と痛烈に批判している。

レベッカ・ライリーちゃん事件と日本人精神科医

診断インフレがどれだけ社会に悪影響を与えたのかを象徴するのが、レベッカ・ライリーちゃん事件です。ビーダーマン博士によって小児双極性障害の診断やそれに伴う投薬が激増する中、ある悲劇が二〇〇六年に起きました。当時四歳のレベッカちゃんが死亡したのです。

レベッカちゃんは二歳のときからＡＤＨＤおよび小児双極性障害と診断され、投薬されていました。他の二人の兄弟も同じ児童精神科医から同様の診断と投薬をされていました。親が処方された薬を過剰に服薬させたことが死因で、両親は有罪となりました。

子どもをほとんど診ることなく、親の一方的な話だけで診断、投薬していた主治医（タフツ・ニューイングランド医療センター児童精神科医）に対する批判も高まりました。長期的な向精神薬使用によって、すでにレベッカちゃんの心臓や肺にダメージがあったことも指摘されており、主治医の刑事責任を問う動きもありました。主治医は一時医師免許を返上し、二〇一一年に二五〇万ドルもの和解金を遺族に支払いました。主治医が刑事訴追を逃れ、再び児童精神科医として復帰したことについては、医療界や法曹界から疑問の声が噴出しました。

この事件は二〇〇七年にＣＢＳドキュメンタリーでもWhat killed Rebecca Riley?（邦題：誰がレベッカを殺したのか?）というタイトルで放送され、日本語翻訳版も日本で放送されました。リポーターは、主治医の指示に従っただけだというレベッカちゃんの母親を取材するだけでなく、主治医に取材を試み（ただし取材拒否）、小児双極性障害が異常に増えた点に着目してビーダーマン博士に直撃するなど、見応えのある内容に仕上がっていました。

さて、この主治医は今どこで何をしているのでしょうか。実は、日本のとある精神科病院の小児思春期センターでセンター長を務めているのです。そうです、彼女は日本人の精神科医だったのです。

繰り返される悲劇

米国で"child killer"（子ども殺し）と呼ばれ、顔写真と共に実名で何度も報道されていた彼女は、反省して日本では慎重に診療を行っているのでしょうか。残念なことに、悲劇は繰り返されているようです。当時中学生だった青年とその家族から、その精神科医から受けた治療のひどさについて私のところに報告がありました。

彼は、レベッカちゃんとその兄弟と全く同じように、ＡＤＨＤと双極性障害と診断されました。本人や親に対して薬物治療に関する説明もほとんどなく、前病院で処方されていた抗うつ薬をいきなり中止（当時厚生労働省からは同抗うつ薬の急激な減量に対する注意喚起が出されていた）されたことで急激に不安定になるなどの被害が出ていました。

冷たく、高圧的な主治医の態度に疑問を持った親が主治医の名前をネットで検索すると、レベッカ・ライリーちゃん事件の当事者であったことが判明し、驚きと共に納得したとのことでした。そして、彼女の下に通っている他の患者さんたちも、全く彼女の過去を知らぬままに治療を受けていることに恐怖を感じたそうです。

米国では、このレベッカちゃん事件とビーダーマン博士のスキャンダルによって、子どもの過剰診断、過剰投薬に対する非難が一気に高まりました。また、向精神薬のオフラベルプロモーション（適応外処方の違法な販促）に対して州政府や連邦政府が大手製薬会社を次々と訴え、二〇〇九年頃から数百億～数千億円規模の巨額な和解金や罰金が支払われるようになりました。象徴的な出来事は二〇一二年に起こりました。治験データを隠蔽した上、FDA（米食品医薬品局）の承認もなく一八歳未満の患者に抗うつ薬パキシルの販売を促進し、不当に巨額な利益を得ていた問題で、グラクソ・スミスクライン社は違法行為を認め、米司法省と三〇億ドルの和解金を支払うことで合意したのです。これは、政府が不当な精神医療産業から子どもたちを守るという強い決意の表れでした。まさにアメリカ型精神医学によってもたらされたバブルがはじけたのです。

それに比べて日本はどうでしょうか。子どもの死はうやむやにされ、スキャンダルは事務的ミスで片づけられ、過剰診断は存在しないものとされ、米国市場を撤退しはじめた大手製薬会社が日本の子どもたちをターゲットにし、米国を追い出された児童精神科医が日本で堂々と診療をしているのです。そして、子どもを守ると決意した米司法省や国連児童の権利委員会とは対照的に、製薬会社に迎合し、過剰診断や過剰投薬を広げようとする自治体まで出てきたのです。

製薬会社に尻尾を振る自治体

二〇一七年（平成二九）一月二五日、大阪府と塩野義製薬株式会社が「子どもの未来支援」に関する事業連携協定を結びました。大阪府と塩野義製薬が連携・協力して発達障がい児者支援を進めることが決まり、同年四月七日には共催で発達障がいシンポジウムを開くことも発表されました。

なぜ塩野義製薬が発達障害者支援を……？　その疑問はすぐに解消されました。シンポジウムの直前となる三月三〇日、新しいＡＤＨＤ薬「インチュニブ」の販売が厚生労働省から承認されたのです。あまりにも露骨な手法に驚きましたが、それ以上に驚いたのは大阪府の認識でした。

大阪府は同事業連携協定について、薬物治療を勧めるわけではないので問題ないという見解を示しましたが、薬の宣伝ではなく患者の掘り起こしこそが薬の売り上げに直結することは、うつ病キャンペーンでも明らかなことです。啓発活動を装ったマーケティング手法こそ、過剰診断やそれに伴う過剰投薬を生み出すのです。大阪府はそれに関して危機感すら抱いていない状態でした。

シンポジウムから一週間も経っていない同年四月一三日、塩野義製薬は追い打ちをかけます。さらなる新しいＡＤＨＤ薬「リスデキサンフェタミンメシル酸塩」の承認申請を厚生労働省に行ったと発表しました。発達障害バブルに乗じた、非常に賢いマーケティング手法です。大阪府に自覚があるかどうかは別として、大阪府は塩野義製薬の宣伝に完全に利用された形となりました。

国連の勧告に象徴されるように、発達障害の中でも特に薬物治療に結びつきやすいＡＤＨＤに関し、過剰診断・過剰投薬について警戒するようになっているのが国際的な潮流です。公的機関も研究機関も、製薬会社との距離に神経を尖らせるようになっています。そんな中、日本では無節操に製薬会社と結託する自治体が次々と現れたのです。

二〇一八（平成三〇）年二月一四日に滋賀県、同年三月七日に香川県のさぬき市と東かがわ市、同年三月一六日に広島県が同様の連携協定を塩野義製薬と結びました。一見すると、売り上げを度外視した製薬会社の社会貢献事業に見えます。しかし、ＡＤＨＤ薬の販売を開始するタイミングでこの事業を展開してきたことは、当然下心があるでしょう。そもそも製薬会社は営利企業なのである意味当然のことであり、その手段や動機が適切かどうかは別として、商魂たくましいその姿勢は営利企業としては正しいでしょう。問題は自治体の認識です。

彼らは、過剰診断や過剰投薬の問題をどこまで認識しているのでしょうか。製薬会社と安易に連携することがどういうことであるのか、本当に理解しているのでしょうか。そこで、公開質問状をぶつけてみました（「公開質問状４」一二六－一二九頁）。

すると、大阪府から一三〇頁で示したような回答が来ました。

滋賀県、さぬき市、東かがわ市にもほぼ同様の公開質問状を送りました。いわゆる官僚答弁には慣れているので、どんな回答が来ても驚かないつもりでいましたが、いろいろな意味で驚かざるをえない回答がやってきました。それぞれの回答を比べてみてください（「滋賀県の回答」一三一頁、「さぬき市の回答」一三二頁、「東かがわ市の回答」一三三頁)。

いかがでしょうか。全て基本的に同じ内容であることに気づかれたかと思います。つまり、これは自治体それぞれ独自の回答ではないということです。もしかしたら、塩野義製薬側の作文なのかもしれません。いずれにせよ、もしも少しでも役所としての自覚があるのであれば、項目6については少なくとも回答するはずです。自治体の事業としてやることについて、少なくとも自治体側の予算を公表するかどうかについて答えられないはずがありません。

製薬マネーによる発達障害者支援

当然このような回答で納得するわけにはいかないため、まずは大阪府に対し、府の金銭負担について電話で担当者に確認しました。すると、塩野義製薬側のみならず、大阪府側の負担額についても非公表だと言われました。府の事業であるのに、歳出や予算を公表しないことはありえないと思い、「府政情報センター」に行き、調べました。やはりそこに情報がなかったため、情報センターを通じて担当課に確認していただきました。すると驚くべき答えが出てきました。

それは、ゼロ円だから予算に組み込まれていないということでした。つまり、大阪府は塩野義製薬と進める「子どもの未来支援」において、金銭的には何も負担していないのです。製薬会社が金を出し、大阪府は権威やお上のお墨付きという信頼性を提供するという構図です。塩野義製薬にとってはこの上なく効果的で安い広告料になるでしょう。製薬マネーで進められる発達障害者支援というのが事業連携協定の正体です。

実際、この構図についても精神科医からも批判が上がってきています。滋賀県が塩野義製薬と共催で二〇一八（平成三〇）年四月七日に市民公開講座「発達障害をともに考える」を開催するにあたり、当初後援に名を連ねていた滋賀県精神神経科医会と滋賀県精神科診療所協会、日本精神科病院協会滋賀県支部が後援名義を取り下げました。その事業の運営費が全て製薬会社持ちとなっていることから、実質製薬会社の営利活動の一環であるとみなし、それに利用されることを拒んだのです。

これは非常に真っ当な感覚です。自治体としては、十分な予算が取れないところに、製薬会社の負担で啓発や人材育成をできるという計画を持ちかけられたら、非常に魅力的に映るでしょう。しかし、それは宣伝に加担することなのです。ましてや、自治体の負担額がゼロであることを隠しているようであれば、ステルスマーケティング（消費者に宣伝と気づかれないように宣伝行為をすること。いわゆるステマ）と批判されてもおかしくありません。

関連自治体はステマに加担しているという自覚もなく、過剰診断の問題を考慮することなく、この事業を進めているのです。大阪府に至っては、過剰診断を考慮するどころか関係ないと言い張っています。そのやり取りがわかる、追加の公開質問状とその回答を章末に示します（「公開質問状5」一三四頁、「公開質問状5への大阪府の回答」一三五頁）。

子どもに覚せい剤!?

公開質問状4でも取り上げていますが（一二九頁参照）、塩野義製薬が申請中の新薬「リスデキサンフェタミンメシル酸塩」とは、まさに覚せい剤です。正確には、服用することで体内でアンフェタミン（＝覚せい剤）に変化するプロドラッグ（体内で代謝されてから薬効を現すタイプの薬）です。すでに海外ではＡＤＨＤ薬として販売されており、日本でも個人輸入されることもありました。

しかし、厚生労働省は二〇一八（平成三〇）年二月二八日に同成分を覚せい剤原料に指定しました。これによって個人輸入も禁止となりました。なぜこのタイミングで規制をかけたのか厚生労働省の担当（監視指導・麻薬対策課）に確認したところ、承認申請中の同薬の成分がアンフェタミンのプロドラッグであると知り、急いで規制をかけたとのことでした。薬を承認する部署（審査管理課）と規制をかける部署が縦割りであるため情報が共有されておらず、外部から指摘されるまで気づくのに時間がかかったようです。

もちろん、覚せい剤原料であっても、覚せい剤そのものであっても、医薬品であれば医師は処方できますし、患者はそれを所持することはできます。ただし、本当に薬が必要な患者にのみ処方されるのかが問題です。今まで解説してきたとおり、本当にＡＤＨＤなのかそうでないのかを正確に見分ける診断技術は今のところありません。結局は医師の主観頼りです。となると、この薬が承認されると、本来覚せい剤が不要な子どもにも誤って出されてしまう危険性が高いのです。

また、もう一つの問題は、この薬が乱用されないはずがないということです。たとえ子ども本人が乱用しなかったとしても、親が子どもを使って薬を入手するということも考えられます。子どもの医療費が無料である自治体も多いので、保険診療や福祉制度が違法売買に悪用される事例も出てくるでしょう。また、ＡＤＨＤ薬は、最初子ども用の薬として承認されますが、そのうち「大人のＡＤＨＤ」用に追加承認されることになるので、対策を講じておかないと大きな社会問題になる可能性もあります。

皮肉なことに、「ダメ。ゼッタイ！」などと覚せい剤の乱用防止を呼びかけている自治体が、子どもたちをその危険に晒すような政策を推進しているのです。子どもの未来を守るためには、行政機関による啓発が不可欠です。早期発見至上主義に基づいた一方的な啓発ではなく、そのリスクについて正しく啓発し、その被害を未然に防ぐことこそが「子どもの未来支援」と呼ぶにふさわしいでしょう。国や自治体がそのような方向性に舵を取ることを願います。

先手を打ってきた塩野義製薬

そうこうしているうちに、思わず卒倒しそうになった写真がネットのニュースで上がっていました。それは、「絶対ダメ！　薬物乱用」というのぼりに囲まれ、愛知県の大村秀章知事と塩野義製薬の手代木功《てしろぎいさお》社長が手を取り合う写真でした。

二〇一八（平成三〇）年五月一五日、塩野義製薬は愛知県と「愛知県の薬物乱用防止協力に関する協定」を締結したのです。薬物乱用防止で協定を結んだ初めてのケースとなりました。なぜ製薬会社が薬物乱用防止を?と思ったかもしれません。しかし、彼らの経営戦略は非常に利にかなっているのです。

同協定では、麻薬や覚せい剤乱用防止活動を共同で実施することになるようです。同社は医療用麻薬を販売しており、その適正使用を呼びかけるのは正しい行為です。しかし、乱用はダメというメッセージは、「薬は必要」というメッセージの裏返しなのです。

現在承認待ちのＡＤＨＤ薬「リスデキサンフェタミンメシル酸塩」を意識しているのは間違いありません。承認を得る前に、厚生労働省によって「覚せい剤原料」に指定されてしまったため、覚せい剤の乱用はダメだけど医薬品としての覚せい剤は必要というイメージを作り出したいのでしょう。いや、もしかしたら乱用防止や流通管理をしっかりとやってますよ、という承認のためのアピールなのかもしれません。

真の薬物乱用防止活動とは？

東京都福祉保健局のウェブサイトでは、「薬物乱用とは、医薬品を医療目的からはずれて使ったり、医療目的のない薬物を不正に使ったりすることです。どのような薬物でも乱用されるわけではありません。中枢神経系に影響を及ぼす物質の中で、依存性のある薬物が乱用されます」と薬物乱用を説明しています。精神科で使われる薬はまさに乱用される恐れがあります。薬物乱用とは、薬を処方された患者側だけの問題のようにされていますが、医師（特に精神科医）による乱処方こそが問題の源です。薬が必要ない人に薬を処方すること、根拠のない多剤処方をすること、医薬品添付文書を無視した投薬をすること――これらは精神医療現場で普通に見られることですが、医師の処方権を乱用した薬物乱用です。

実際にこういった乱処方が処方薬依存[*17]を作り出しているのです。過量服薬や横流しはあくまでその結果にすぎません。精神科医が簡単に出すから患者が薬物に依存し、闇市場にも流れやすくなっているのです。処方薬依存に陥った精神科患者が過量服薬して救急車で運ばれるというのは日常茶飯事であり、救急救命の現場を圧迫しています。精神科医のことを「合法的なヤクの売人」「白衣を着た売人」等と呼んで軽蔑している医療関係者がいるのも納得させられます。

怪しげな売人から違法だとわかっていて薬物を購入し、その薬物でキメるというのが一般的な薬物乱用のイメージかもしれません。その場合は購入する側にも問題があるでしょう。しかし、主治医の指示に従って真面目に薬を飲み続けた人が薬物に依存していき、快楽目的というよりも薬が切

＊17――違法薬物ではなく医師から処方される向精神薬等の医薬品に依存すること。

れることの苦しさから逃れるために過量服薬や多重受診、違法な売買に手を出すところまで追い込まれているのです。

国家資格である医師の免許を持った人が、合法的な医薬品として薬を出しているという建前があるために、医師側が責任を問われることはほとんどなく、患者側も被害に遭ったという自覚すらありません。堂々と違法売買しているヤクの売人よりもある意味悪質と言えるでしょう。

もしも製薬会社による薬物乱用防止運動が、精神科医による処方権乱用や乱処方を薬物乱用問題の源であると認識し、それを防止するような取り組みとなるのであれば、私も喜んで協力します。

ついに教育委員会までも

塩野義製薬と発達障害に関する連携協定を結んだもう一つの自治体があります。岩手県は二〇一八（平成三〇）年五月二一日、塩野義製薬株式会社と「子どもの未来支援にかかる連携・協力に関する協定」を締結しました。

その一環として岩手県から発表されたのが、いわて特別支援教育講演会（同年九月三〇日、一〇月一三・二七日）です。主催は岩手県教育委員会、共催は塩野義製薬株式会社となっています。演者の一人は有名な児童精神科医です。このチラシを見たときは衝撃を受けました。自治体と連携が進む中、当然想定されていたことではありますが、教育委員会と製薬会社が名を連ねるという姿は、教育という聖域が精神医療産業に侵されていることを改めて実感させられるものでした。

担当者に電話を入れて確認しましたが、やはり特定の薬や薬物治療を推進するものではないので問題ないという認識でした。そもそも連携協定は上（県知事）で決定されたことなので、担当者レベルではその決定を覆すことも疑義を唱えるのも難しいでしょう。

気になるのは、この県知事（達増《たっそ》拓也氏）は、東日本大震災発生直後の二〇一一（平成二三）年三月三〇日、全職員に対して「なかなか寝つけない状態が続くときは、どんどん医師に診てもらい、精神安定剤とか睡眠誘導剤を躊躇なく服用すべきです」とメッセージを送っていたことです。もちろん、発生直後の大混乱で職員も知事も疲弊していたことでしょう。しかし、知事は同年七月六日に開かれた県議会で「県では、例えば自殺対策などでも、お医者さんにかかること、また医師の処方のもとでさまざま薬を飲むことについてはちゅうちょしないように指導しているところであり、そういう医師にかかることや薬を飲むことが何かおかしいことのように誤解されるようなことがあってはならない」とも答弁しているのです。

この考えは非常に危険です。いったいどれだけの人々が、医師に言われるままに薬を飲み続けて被害に遭ったのでしょうか。専門家は常に正しい、専門家が出す薬に間違いはないという姿勢こそが被害を拡大してきたのです。知事の姿勢がこのときと変わらないのであれば、「県は、発達障害者支援でも、医師にかかることや医師の処方のもとで薬を飲むことは躊躇しないよう指導している」となりかねないのです。

公開質問状1

平成27年11月20日
公開質問状　第1号

東京都知事　舛添要一　殿

市民の人権擁護の会日本支部
代表世話役　米田倫康

「発達障害者支援ハンドブック2015」について

日頃より、我々都民の命と健康を守るためにご尽力いただき、感謝します。

さて、都が発行した「発達障害者支援ハンドブック2015」に関連し、以下質問いたしますので、2週間以内に書面での回答をお願いします。

1．ハンドブック21ページ「薬物療法」のコラムの執筆を担当した都立小児総合医療センター顧問の市川宏伸氏について、コラムで述べられているADHD治療薬を製造・販売している製薬会社から巨額の資金を受け取っている事実（別紙参照）を、都は把握しているか。

2．市川氏は同ページで、ADHD治療薬について「副作用としては、消化器症状、頭痛、不眠などがありますが、一過性であることが多いようです」と述べている。

利害関係者から金銭を受け取っている人物が、都の発行資料で、副作用を軽視するような発言をしていることは問題があると考えるが、都のご見解を伺いたい。

3．市川氏は特別職非常勤職員であり、利害関係者から金銭を受け取ることについて法的な問題がないことは承知している。しかし、同氏は都立小児総合医療センター顧問という「東京都」の肩書きを用いて、当該製薬会社から依頼を受けて講演や監修などをして、個人的な利益を享受している。このような個人的利益を得ている人が、「東京都」の肩書きを用いることについて、都はまったく問題がないと考えているのか、ご見解を伺いたい。

4．今後、同様のハンドブックを作成するにあたり、執筆者の利益相反について透明性を確保する必要があると考えるが、都のご見解を伺いたい。

以上

公開質問状１への東京都の回答

市民の人権擁護の会日本支部
代表世話役米田様

「『発達障害者支援ハンドブック 2015』について」への回答

平成 27 年 11 月 20 日に「都民の声」にいただいた御質問について、以下のとおり回答します。

１．特別職非常勤職員には、地方公務員法第 38 条が適用されない。そのため、特別職非常勤職員個別の兼業の有無については把握していない。

２．『発達障害者支援ハンドブック 2015』の作成にあたっては、医療関係者、学識経験者、関係団体等から構成する検討委員会を設置し、委員の意見を踏まえそれぞれの分野に専門的な知見を有する有識者を選定して、執筆を依頼しているところである。

３．特別職非常勤職員の職名の使用に関する明文規定は存在しない。ただし、特別職非常勤職員の行為といえども、都の品位を傷つける等のことがないよう注意していくべきものと考える。

４．今後、『発達障害者支援ハンドブック 2015』の改訂等を行う場合についても、専門的な知見を有する有識者を選定して、執筆を依頼することになるものと考える。

公開質問状２

平成 27 年 12 月 15 日
公開質問状　第２号

東京都知事　舛添要一　殿

市民の人権擁護の会日本支部
代表世話役　米 田 倫 康

東京都立小児総合医療センター顧問に対する利害関係者からの金銭供与について

先日、当会による「『発達障害者支援ハンドブック 2015』について」と題した公開質問状（平成 27 年 11 月 20 日付）に対し、迅速にご回答いただいたことに感謝申し上げます。

その回答及び現在会期中の都議会第４回定例会における一般質問（12 月９日）の答弁を踏まえて以下の質問をいたしますので、２週間以内に書面での回答をお願いします。

記

「東京都立小児総合医療センターにおける利益相反管理手順書」によると、「第３条 この手順書の対象は、当院において研究を実施する職員（非常勤職員を含む。以下「研究者」という。）並びに研究者と生計を一にする配偶者及び一親等の親族とする。」とあり、同センター顧問の市川宏伸氏もこれに該当する。

1. 市川氏が特定の同一製薬会社から受け取った報酬は年間 100 万円を超えているため報告義務が生じるが、それは都に適切に報告されていたのか。
2. 都議会での病院経営本部長の答弁によると、市川氏が特定の製薬会社から報酬を受け取っていたことについて、都は把握しておらず、また把握する必要はないと判断していると解釈できる。この解釈で誤りはないか。

以上

公開質問状２への東京都の回答

平成 28 年 2 月 10 日
東京都病院経営本部

市民の人権擁護の会日本支部
代表世話役　米田倫康　様

「東京都立小児総合医療センター顧問に対する利害関係者からの金銭供与について」への回答

平成 27 年 12 月 15 日にいただいたご質問について、下記のとおり回答します。

記

１小児総合医療センター顧問市川宏伸氏は、これまでに当院の患者データを使用した研究を行っていない。そのため、「東京都立小児総合医療センターにおける利益相反管理手順書」による、第３条の対象者に該当しない。

２都議会では、地方公務員法第３８条を前提に、特別職非常勤職員個別の兼業の有無については把握していないと答弁したところである。

利益相反マネジメントの観点については、市川氏は「東京都立小児総合医療センターにおける利益相反管理手順書」による第３条の対象者に該当しない。このため、市川氏が特定の製薬会社から報酬を受け取ったことについて、「都が把握する必要はない」とする解釈で誤りはない。

担当
東京都病院経営本部経営企画部
総務課文書広報担当
TEL 03-5320-5812

公開質問状３

平成 28 年 2 月 12 日
公開質問状　第 3 号

東京都知事　舛添要一　殿

市民の人権擁護の会日本支部
代表世話役　米 田 倫 康

「東京都立小児総合医療センター顧問に対する利害関係者からの金銭供与について」への回答に対する質問状

先日、当会による「東京都立小児総合医療センター顧問に対する利害関係者からの金銭供与について」と題した公開質問状第 2 号（平成 27 年 12 月 15 日付）に対し、ご回答いただいたことに感謝申し上げます。

いただいた回答内容と当会が把握する情報に大きな食い違いがあり、同センターにおける利益相反に関し、当会が疑念を抱かざるを得ない状況が生じています。また、公開質問状第 2 号及び、同内容の開示請求手続きについて、通常の 2 週間をはるかに超え、回答まで 2 か月近く要した点についても疑念を増幅させる要因となっております。「東京都立小児総合医療センターにおける利益相反管理手順書」第 13 条に従い、適切な説明責任を果たしていただくために、以下の質問に対して迅速な回答を要求いたします。

記

「小児総合医療センター顧問市川宏伸氏はこれまでに当院の患者データを使用した研究を行っていない」という回答であるが、当会が調査した結果、市川氏が名前を連ねる論文の中に、同センターの患者データを使用した研究が複数存在していることが判明している。一例を挙げると、「児童思春期精神科に緊急入院した広汎性発達障害患者に関する臨床的検討」（精神医学・55(2) :157-165 2013）と題した論文であり、「なお、本論文発表にあたり、個人情報の匿名化に最大限配慮し、東京都立小児総合医療センター倫理委員会で承認を受けた。」という記述もある。そこで以下の点を確認する。

「当院の患者データを使用した研究を行っていない」というのは誰がどのようにしてそう判断したのか。本人への確認も取ったのか。それは誤りではないのか。

以上

公開質問状３への東京都の回答

平成 28 年 3 月 7 日
東京都病院経営本部

市民の人権擁護の会日本支部
代表世話役　米田倫康　様

公開質問状第３号に対する回答について

平成 28 年 2 月 12 日にいただいたご質問について、下記のとおり回答します。

記

○　小児総合医療センターについては、厚生労働科学研究費による研究で、かつ「自院の患者データ」を使用したものを対象として利益相反のチェックを行っており、これまで、顧問の関連では、該当するものはないと認識していた。また、本人からも利益相反に関する申告はなかった。
○　議会での議論もあり、病院として、再度、顧問の関連の研究についてチェックをかけたところ、一部に、「自院の患者データ」の使用の事実が判明し、本人に確認したところ、当該事実を認めた。
○　このため、病院として、「自院の患者データ」を使用した研究の報告を求めるとともに、それ以外の「自院の患者データ」を使用していない研究も併せ、手順書に沿って、全件の利益相反のチェックを実施した。
○　その結果、顧問の利益相反の申告の誤り等については、故意ではないが、必要な手続きが行われていないことは遺憾であること。また、終了した研究については、利益誘導などの弊害がなく、研究が適切に行われていることを確認、などの結論を得て、院長が必要な対応を既に措置したところである。

担当
東京都病院経営本部経営企画部
総務課文書広報担当
TEL 03-5320-5812

資料1

平成27年3月2日

厚生労働大臣
(国立医薬品食品衛生研究所長) 殿
(国立保健医療科学院長)

機関名

所属研究機関長 職 名 東京都立小児総合医療センタ[redacted]

氏 名 院長 本 田 雅[redacted]

次の職員の平成 26 年度厚生労働科学研究費の調査研究における、倫理審査状況及び利益相反の管理については以下の通りです。

1．研究事業名 障害者対策総合研究開発事業（精神障害分野）

2．研究課題名 発達障害を含む児童・思春期精神疾患の薬物治療ガイドラインの作成と普及

3．研究者名 (所属部局・職名) 東京都立小児総合医療センター 児童・思春期精神科 顧問

(氏名・フリガナ) 市川 宏伸（イチカワ ヒロノブ）

4．倫理審査の状況

	該当性の有無 有	該当性の有無 無	左記で該当がある場合のみ記入 (※1) 審査済み	審査した機関	未審査 (※2)
ヒトゲノム・遺伝子解析研究に関する倫理指針	□	■	□		□
疫学研究に関する倫理指針	■	□	■	東京都立小児総合医療センター 倫理委員会	□
遺伝子治療臨床研究に関する指針	□	■	□		□
臨床研究に関する倫理指針	■	□	■	東京都立小児総合医療センター 倫理委員会	□
ヒト幹細胞を用いる臨床研究に関する指針	□	■	□		□
厚生労働省の所管する実施機関における動物実験等の実施に関する基本指針	□	■	□		□
その他、該当する倫理指針があれば記入すること（指針の名称： ）	□	■	□		□

(※1) 当該研究者が当該研究を実施するに当たり遵守すべき倫理指針に関する倫理委員会の審査が済んでいる場合は、「審査済み」にチェックし一部若しくは全部の審査が完了していない場合は、「未審査」にチェックすること。

その他（特記事項）

(※2) 未審査に場合は、その理由を記載すること

5．利益相反の管理

管理の必要性の有無 有	管理の必要性の有無 無	左記で管理の必要有りとした場合のみ記入
□	■	□ 当研究機関の COI 委員会にて審査済みです
		□ 他の研究機関（機関名： ）の COI 委員会にて審査済みです
		□ その他 具体的に記載(※)

(※)未審査の場合はその理由も記載すること

(留意事項)

・該当する□にチェックを入れること
・分担研究者の所属する機関の長も作成すること

資料2

平成２８年３月１４日

厚生労働大臣
（国立医薬品食品衛生研究所）　殿
（国立保健医療科学院長）

機関名　東京都立小児総合医療セ[redacted]

所属研究機関長　職　名　院長

氏　名　本　田　雅　敬

次の職員の平成２６年度における、倫理審査状況及び利益相反の管理については以下の通りです。

１．研究事業名　障害者対策総合研究開発事業（精神障害分野）

２．研究課題名　発達障害を含む児童・思春期精神疾患の薬物治療ガイドラインの作成と普及

（課題番号）　201446017A

３．研究者名　（所属部局・職名）　東京都立小児総合医療センター　顧問

（氏名・フリガナ）　市川　宏伸　イチカワ　ヒロノブ

（研究開発代表者・分担者の別）　研究開発分担者

４．倫理審査の状況

	該当性の有無 有	該当性の有無 無	左記で該当がある場合のみ記入（※1） 審査済み	審査した機関	未審査（※2）
再生医療等の安全性の確保等に関する法律	□	■	□		□
人を対象とする医学系研究に関する倫理指針	■	□	■	東京都立小児総合医療センター	□
ヒトゲノム・遺伝子解析研究に関する倫理指針	□	■	□		□
遺伝子治療等臨床研究に関する指針	□	■	□		□
実施機関における動物実験等の実施に関する基本指針	□	■	□		□
その他、該当する倫理指針があれば記入すること（指針の名称：　）	□	■	□		□

（※1）当該研究者が当該研究を実施するに当たり遵守すべき法律・倫理指針に関する倫理委員会等の審査が済んでいる場合は、「審査済み」にチェックし一部若しくは全部の審査が完了していない場合は、「未審査」にチェックすること。

その他（特記事項）

（※2）未審査に場合は、その理由を記載すること

５．利益相反の管理

管理の必要性の有無（※1） 有	無	左記で管理の必要有りとした場合のみ記入
■	□	■ 当研究機関のCOI委員会にて審査済みです
		□ 他の研究機関（機関名：　）のCOI委員会にて審査済みです
		□ その他 具体的に記載（※2）

（※1）所属機関におけるCOI管理の基準に照らしてCOI委員会による管理（報告・審査等）の必要性がある利益相反の有無を記載すること。
（※2）未審査の場合はその理由も記載すること

公開質問状４－１

平成30年2月16日

大阪府知事　松井一郎　様

市民の人権擁護の会日本支部
代表世話役　米 田 倫 康
東京都新宿区西新宿7-22-31-711
Tel03-4578-7581 Fax03-4330-1644
E-mail : info@cchrjapan.org

公開質問状
ADHD治療薬製造・販売企業との提携について

前略
先日、塩野義製薬株式会社と「子どもの未来支援」に関する事業連携協定の期間継続が大阪府から発表されました。当会は、公民連携による公共事業、困難を抱える人々に対する支援、啓発活動そのものの意義を否定しません。しかし、本件について、公共事業という体を装いながら実質特定の企業や業界への利益誘導に繋がり、その代償として多くの子どもたちの命や健康が犠牲になる危険性をここに指摘し、公開質問させていただく次第です。

当会は、精神医療による人権侵害の問題に取り組んでいる市民団体です。国際的なネットワークを持つ当会は、各国で発達障害に関する過剰診断、過剰投薬が大きな社会問題となり、子どもたちが犠牲となっている実態を指摘し、世界中に警鐘を鳴らしています。日本支部においては、最近国内で立て続けにADHDや自閉スペクトラム症に使われる向精神薬が承認されたことを受け、先行する諸外国と同じ轍を踏むことに警鐘を鳴らしています。

国連も、各国でADHDと診断された子どもに対する薬物処方が急速に増えていることに「重大な懸念（Serious Concerns）」を示しており、日本を含む各締約国に勧告を出しています。日本に対しては「ADHDの診断数の推移を監視するとともに、この分野における研究が製薬産業とは独立した形で実施されることを確保するよう勧告する」としています。

根本的な問題は、発達障害の定義や診断があいまいであり、科学的根拠に乏しいという点にあります。日本の児童精神科医の第一人者は、現在の精神医学について、いまだに表面的兆候から症状を区別するのが主流で、「科学的な根拠のある診断ができていない」と告白しています（参照：読売新聞福井版 2017 年 9 月 17 日朝刊）。

そのようなあいまいな領域ほど不正や過剰な利益追及が入り込みやすく、特定の専門家や企業が、市民の命や健康を犠牲にして暴利を貪るという構図が常に精神医療領域で見られてきました。例えば、発達障害の診断基準を作成した責任者自身が、製薬会社の喧伝等による診断インフレを認め「一般的な個性であって病気と見なすべきではない子どもたちが、やたらに過剰診断され、過剰な薬物治療を受けている」と警鐘を鳴らしています（参照：「精神医学」2012 年 8 月医学書院）。

日本において過剰診断・過剰投薬が問題となったのは、うつ病についてです。「うつは心の風邪」のコピーに代表されるうつ病キャンペーンは、日本で新しい薬が承認されるや開始されました。薬を直接宣伝したわけではなく、ひたすら疾病啓発という形を取った同キャンペーンは、結果として抗うつ薬市場を数年で 7 倍にし、患者を不自然に急増させました。精神科・心療内科では根拠に乏しいチェックリスト診断が蔓延るようになり、満足な身体検査や鑑別診断もないまま、単に問診だけで即診断、投薬がトレンドになり、多くの問題を引き起こしました。薬を直接宣伝していないから問題ないという理屈は成り立ちません。

2013 年にテレビ CM 等で展開された、塩野義製薬による「うつの痛み」キャンペーンに対しては、過剰診断・過剰投薬を引き起こす過剰な疾病啓発だとしてマスコミや専門家等から次々と批判があがり、自作自演のキャンペーンであったことまで暴露されています。

このようなうつ病キャンペーンによる弊害に対する反省や検証もないまま、同じことが発達障害領域に起き、次は子どもが喰い物にされようとしています。うつ病キャンペーンには多くの問題がありましたが、抗うつ薬を販売する製薬企業と行政が大々的に直接提携するということまではありませんでした。ところが、将来子どもに起こりうる弊害に対する十分な検証もなく、利害関係者である製薬企業と大阪府が提携することについて、当会は強く懸念しております。

ようやく、日本精神神経学会や日本 ADHD 学会等の専門学会において、発達障害の過剰診断の弊害が議論されるようになりました。ところが、行政機関における発達

公開質問状４－３

障害者支援においては、専門家が正しく診断・治療できるという幻想にとらわれ、過剰診断の弊害、ずさんな治療による深刻な被害などほとんど考慮されていません。

深刻な問題は、安易なチェックリスト診断や、根拠のないずさんな投薬をする専門家が「少なからず」存在し、実際に被害が起きているということです。発達障害ではない子どもに発達障害と誤って診断することは、その子の将来を大きく左右することになります。ましてや、脳の発達段階にある子どもに向精神薬を投与することによって、取り返しのつかない被害を与える恐れがあります。岐阜県では、併用禁忌の向精神薬を処方された子どもが突然死する事件も起きています。先月は、当会の告発によって、コンサータを横流し・乱用していた精神科医が鹿児島県で逮捕されています。

そのような状況で、行政機関が積極的に早期発見のメリットのみを啓発し、専門家は常に正しい診断・治療ができると誤認させて市民に受診を勧めることは、過剰診断や深刻な被害を作り出し、子どもたちの未来と引き換えに、特定の企業と専門機関を潤す結果につながりかねません。つきましては、以下の通り公開質問いたします。速やかな回答を願います。

記

1. ADHD 治療薬の新薬を製造販売し、また別の新薬を承認申請中である塩野義製薬と事業提携することは、特定企業への利益誘導とならないのか。ならないと判断するのであれば、その根拠を示されたい。

2. 事業連携協定の締結及びその継続を決定するにあたり、過剰診断・過剰投薬のリスクについて検証したのか。検証した上で問題ないと判断したのであれば、その根拠を示されたい。

3. 発達障害、特に薬物治療が関わりやすい ADHD や自閉スペクトラム症等において、過剰診断・過剰投薬が起きやすいという事実、それを巡る諸外国の現状や国連の警鐘や勧告、国内の学会における議論等について、大阪府は把握しているのか。把握している事実を具体的に示されたい。

公開質問状４－４

4. 塩野義製薬との連携による「子ども未来支援」を含む、これまで府が行ってきた発達障害者支援の中で、①発達障害の診断は根拠があいまいで誤診が起きやすいという事実、②過剰診断やそれに伴う過剰投薬の危険性がある事実、③一部で安易なチェックリスト診断や安易な投薬が行われている事実、以上３点について府民に注意喚起したことがあるのか。また、それらの被害を防止するための具体的な取り組みを行ったことがあるのか。

5. まだである場合、今後そのような注意喚起や被害防止の取り組みを行う意図はあるのか。行わないと判断するのであれば、その理由も示されたい。

6. 透明性を高めるために、同事業提携に基づく「発達障がい児者支援」の取り組みについて、大阪府及び塩野義製薬それぞれの負担額内訳について公表しているのか。

7. 府は、「大阪府薬物の濫用の防止に関する条例」を制定し、薬物乱用防止活動に力を注いでいる。一方、事業連携する塩野義製薬が現在承認申請をしているADHD治療薬は覚せい剤に分類されるアンフェタミンのプロドラッグである。成分を少し変えて所持しても違法とはならないが、体内でアンフェタミンとなる「脱法覚せい剤」と言える。過剰診断の問題を解決しないまま、そのような薬が広がることについて懸念はないのか。見解を求める。

以上

公開質問状４への大阪府の回答

障地第2719号
平成30年3月15日

市民の人権擁護の会日本支部
米田　倫康　　様

大阪府福祉部障がい福祉室
地域生活支援課長

公開質問状について（回答）

平成30年2月16日付けで送付のありました、標記7項目の公開質問について、下記により一括して回答します。

記

大阪府では、平成27年2月に策定した「行財政改革推進プラン（案）」において、公民連携の強化を改革の柱に位置付け、さまざまな行政課題への対応につながる連携の取り組みを積極的に進めてきました。

この度、お問い合わせいただいた、塩野義製薬株式会社との「子どもの未来支援」に関する事業連携協定もこの一環で、「子育て支援の推進」「キャリア教育の推進」「発達障がい児者支援」「支援の必要な子どもや家庭を支える取組」の4分野で連携するものです。

このうち、「発達障がい児者支援」については、障がいの理解を深めるための啓発や、子どもの支援に関わる人材育成が中心となりますので、これまでの取り組みの中で、発達障がいのある方への投薬を促すような活動は行っておらず、今後も行うことはございません。

大阪府の取り組みにつきまして、ご理解を賜りますようお願い申し上げます。

以上

大阪府福祉部障がい福祉室
地域生活支援課
大阪市中央区大手前2丁目1番22号
TEL：06-6944-6689
FAX：06-6944-2237

滋賀県の回答

市民の人権擁護の会日本支部
代表世話役　米田　倫康　様

公開質問状についての回答

貴団体より平成30年2月14日付で送付のあった公開質問状について回答いたします。

滋賀県と塩野義製薬株式会社との事業連携協定については、発達障害に対する理解と理解の促進の支援の充実を目指した取り組みを連携、協力して進めることにより、障害の有無にかかわらず誰もが安心して暮らせる共生社会の実現を目指すことを目的としています。

協定下で取り組む事業については、発達障害の理解促進に関することや発達障害児者と家族に対する支援に関することであり、具体的には市民公開講座の実施を予定しております。このため、発達障害のある子どもへの投薬を促すような活動は一切行いませんので、御理解いただきますようお願いします。

平成30年3月16日

滋賀県健康医療福祉部
障害福祉課長

さぬき市の回答

３０さ国健第３２号
平成３０年４月２５日

市民の人権擁護の会日本支部
代表世話役　　米田　倫康　様

さぬき市健康福祉部国保・健康課長

公開質問状の回答について

平成30年3月8日付けの文書により公開質問のありました件について、下記のとおり一括して回答します。

記

本市では、平成27年3月に策定した「第2次さぬき市総合計画」において、産学官の連携強化が基本目標の中に含まれており、様々な行政課題への対応につながる連携の取組を積極的に進めてきました。

この度、お問い合わせいただきました塩野義製薬株式会社との「こどもの未来支援にかかる連携・協力に関する協定」もこの一環であり、「子どもの健康支援」、「発達障がい児支援」及び「その他本協定の目的に沿う事項」の3つにおいて連携・協力するものであります。

このうち、「発達障がい児支援」については、発達障がいへの理解を深めるために、地元医師会にも連携・協力いただきながら、子どもの支援に携わる方の人材育成が中心となることから、発達障がいのある方への投薬を促すような内容とはなっておりません。

さぬき市のこのような取組につきまして、御理解を賜りますようお願い申し上げます。

以　上

さぬき市健康福祉部
国保・健康課

東かがわ市の回答

30福第　70　号
平成30年4月24日

市民の人権擁護の会日本支部
代表世話役　米田　倫康　　殿

東かがわ市市民部福祉課長

公開質問状の回答について（回答）

平成30年3月8日付けの文書により公開質問のありました件について、下記のとおり一括して回答します。

記

当市では、平成26年に策定した「東かがわ市基本構想」の理念において、いつまでもこの地域に住み続けたいと思えるまちづくりの中で、安心して子育てのできる環境の整備に努めることとしています。その取組の一つとして、幼児の健康の保持増進を図り、よりよい就学環境を築くことを目的に、5歳児健診及び発達フォーラムを開催しております。

この度、お問い合わせをいただきました塩野義製薬株式会社との「こどもの未来支援にかかる連携・協力に関する協定」もこの一環であり、「子どもの健康支援」、「発達障がい児支援」及び「その他本協定の目的に沿う事項」の3つにおいて連携及び協力をするものであります。

このうち、「発達障がい児支援」については、発達障がい児への理解を深めるために、地元医師会との連携及び協力をいただきながら、子どもの支援に携わる方の人材育成が中心となることから、発達障がいのある方への投薬を促すような内容とはなっておりません。

当市のこのような取組につきまして、ご理解を賜りますようお願い申しあげます。

東かがわ市市民部福祉課
香川県東かがわ市湊1847番地1
電　話　(0879) 26-1228
ＦＡＸ　(0879) 26-1338

公開質問状５

平成30年3月23日

大阪府知事　松井一郎　様

市民の人権擁護の会日本支部

代表世話役　米 田 倫 康

公開質問状第二号

ADHD治療薬製造・販売企業との提携について

前略

当会が平成30年2月16日付で提出した公開質問状「ADHD治療薬製造・販売企業との提携について」への回答ありがとうございました。

質問内容が理解されなかったのか、明確な回答を避けたのか存じ上げませんが、単に情報を公表しているかどうかを尋ねた質問（項目6）への回答すらもなく、何一つとして質問に対する答えをいただけなかったため、担当部署（地域生活支援課）にお電話にて確認させていただきました。

当会は、「投薬を促すような活動は行っておらず、今後も行うことはございません。」とご回答いただけたことには感謝いたしますが、そこは当然のことであり、質問の本筋ではありません。一番の関心は、大阪府が過剰診断や過剰投薬のリスクを認識し、それを考慮した取り組みがなされているかどうかでした。

その点について確認したところ、発達障がい児者支援事業においては、過剰診断や過剰投薬の問題は関係ないので、それについて回答する立場にないと担当者に言われました。診断や投薬は医師の問題であり、啓発や人材育成をする発達障がい支援事業とは関係ないとも説明を受けました。しかし、一方で「大阪府の発達障がい児者支援の取り組み」のホームページでは、平成30年3月19日に「発達障がいにかかる医療機関（大阪府発達障がいの診断等にかかる医療機関ネットワーク）」が公表されています。

そこで、改めて確認の質問をいたします。既に前回の質問の際に1カ月もかけて十分に協議された内容を確認するだけのことですので、回答に時間は要しないことと存じます。つきましては、別紙の質問について、年度内すなわち1週間以内の回答を願います。

記

大阪府の発達障がい児者支援事業において、啓発や人材育成、医療機関ネットワークの形成を行う中で、過剰診断や過剰投薬の問題は一切関係ないという認識で間違いないか。仮にそうではないとするなら、前回の質問項目2～5について個別に返答を願う。

以上

公開質問状５への大阪府の回答

障地第 1077 号
平成 30 年 4 月 9 日

市民の人権擁護の会日本支部
米田　倫康　　様

大阪府福祉部障がい福祉室
地域生活支援課長

公開質問状第二号について（回答）

貴会からのお問い合わせのあった、大阪府発達障がい児者総合支援事業について、下記の通り回答します。

記

大阪府発達障がい児者総合支援事業は、発達障がいの特性により、学校生活や職業生活、その他社会生活等において、お困りの方々に対するライフステージに応じた切れ目のない支援を行うもので、過剰診断、過剰投薬に関与するものではありません。

以上

大阪府福祉部障がい福祉室
地域生活支援課
大阪市中央区大手前２丁目１番 22 号
TEL：06-6944-6689
FAX：06-6944-2237

第4章

未来を奪われる子どもたち

狙われる日本の子どもたち

精神医療産業は、子どもをマーケティングのターゲットとして狙いを定めてきています。以前であれば子どもの市場規模は小さく、製薬会社にとっては旨味のない領域でした。ところが、発達障害バブルによってドル箱となりつつあり、ここ二、三年で一気に子どもを対象とする向精神薬が立て続けに承認されています。

二〇〇七（平成一九）年　コンサータ（ＡＤＨＤ）
二〇〇九（平成二一）年　ストラテラ（ＡＤＨＤ）
二〇一六（平成二八）年　リスパダール（小児期の自閉スペクトラム症に伴う易刺激性）
二〇一六（平成二八）年　エビリファイ（小児期の自閉スペクトラム症に伴う易刺激性）
二〇一七（平成二九）年　インチュニブ（ＡＤＨＤ）
二〇一七（平成二九）年　ルボックスおよびデプロメール（強迫性障害）

また、子どもに対する治験もさらに進められています。塩野義製薬は「こどものうつ.jp」という治験サイトを立ち上げ、「ご存じでしたか？　子どもにも、うつがあることを。」というメッセージを掲げて宣伝しています。新聞折り込み広告などでもしきりに宣伝されています。

この治験は「デュロキセチン塩酸塩の児童思春期うつ病患者を対象とした第3相臨床試験」のことを指しますが、これはすでに海外の臨床試験で効果に疑問が出ています。実際、厚生労働省は二〇一三（平成二五）年三月二九日、一八歳未満の患者に対する抗うつ薬投与に関して注意喚起し、この薬（商品名：サインバルタ）の添付文書も「海外で実施された七〜一七歳の大うつ病性障害患者を対象としたプラセボ対照の臨床試験において有効性が確認できなかったとの報告がある」と明記するよう改訂されました。

効果がないという一方、この薬を含む抗うつ薬一般の添付文書には「二四歳以下の患者で、自殺念慮、自殺企図のリスクが増加する」と以前から注意が明記されています。効果は期待できないのに自殺を引き起こす副作用のリスクはあるという薬をあなたは飲みたいですか。いや、愛するわが子に飲ませられますか。もはやそれは薬ではなく毒と呼ぶべきではないでしょうか。

専門の学会も子どものうつ市場を拡大するその動きに呼応しています。二〇一八（平成三〇）年七月二七・二八日に日本うつ病学会総会が都内で開催され、「三歳児でもうつ病になる」と主張するハーバード大学医学部精神科助教である日本人精神科医（内田舞氏）が登壇しました。製薬会社と一緒に行った共催セミナーでは「米国における子供のうつ病の診断と治療」という表題が掲げられていました。子どものうつの早期診断・早期治療を日本にも広げるという意図が見られます。

ハーバード大学医学部精神科といえば、前述したビーダーマン博士を忘れてはなりません（二〇一三

表3　０～４歳児に処方された向精神薬

処方形態	医薬品名	単位	薬価	男* ０～４歳	女* ０～４歳	金額相当 (円)
外来院外	ストラテラカプセル 10 mg	カプセル	324.7	2,368	-	768,889.6
外来院外	ストラテラ内用液 0.4%	mℓ	209.2	100,639	16,247	24,452,551.2
外来院外	エビリファイ錠 3 mg	錠	82.5	1,913	1,163	253,770.0
外来院内	リスパダール錠 1mg	錠	28.7	4,591	-	131,761.7
外来院外	リスパダール内用液 1mg /mℓ 0.1%	mℓ	80.4	13,787	3,221	1,367,443.2
外来院内	リスパダール内用液 1mg /mℓ 0.1%	mℓ	80.4	2,747	-	220,858.8

合計 27,195,274.5 円

＊数字の単位は「人」ではなくそれぞれ「単位」の項目で示している「カプセル」「mℓ」「錠」となる。
※厚生労働省 NDB オープンデータより、H28 年 04 月～ H29 年 03 月に処方された内服薬の情報を抽出。

頁参照）。小児でも双極性障害になるという彼の主張によってわずか一歳や二歳児までもがその診断と投薬の対象になり、レベッカ・ライリーちゃん事件へと発展しました。その悲劇をまた日本で繰り返そうとするのでしょうか。

実際、日本においても向精神薬投与が低年齢の幼児にまで広がっている実態があります。厚生労働省がオープンにした「レセプト情報・特定健診等情報データベース（ＮＤＢ）オープンデータ」によると、〇～四歳児に対しても向精神薬が処方されていることがわかります（表3）。

ストラテラの医薬品添付文書には「六歳未満の患者における有効性及び安全性は確立していない」と書かれています。エビリファイの添付文書には「六歳未満の幼児に対する安全性は確立していない」、リスパダールの添付文書には「五歳未満の幼児に対する安全性は確立していない」と書かれています。要するに、〇～四歳の幼児に投与しても安全かわからないまま薬が出されているのです。主治医による人体実験と言っても過言ではありません。

このオープンデータは、薬効分類ごとに処方数量の多い薬剤上位一〇〇品目のみが公表されているため、実際にはもっと多くの薬が処方されていることでしょう。安全性が確かめられていない〇～四歳の幼児に対する向精神薬投与は、公表分だけでも薬価ベースで二七〇〇万円以上の売り上げがあるのです。

また、同オープンデータにはさらに恐ろしい情報がありました。「通院精神療法（三種類以上抗うつ薬等減算）（二〇分未満）」が、〇～四歳男に一〇回施されていました（平成二八年四月～平成二九年三月）。つまり、〇～四歳児に対して、抗精神病薬か抗うつ薬、抗不安薬、あるいは睡眠薬のいずれか同種類の薬が三種類以上出されているということです。

投薬は傷害行為

向精神薬を服薬させるということが傷害行為であるということを認識している人はどれだけいるでしょうか。傷害＝ダメ、絶対！と言いたいのではありません。たとえば、外科手術であれば目に見えてわかりやすい傷害行為です、実際に人体に傷をつけるのですから。しかし、だからといって手術をした医師が傷害罪で逮捕されるわけではありません。医師が正当な業務として医療行為をした場合、その違法性は問われないことになります。

逆に、正当な理由なく他人に向精神薬を服用させた場合は傷害罪として逮捕されます。実際、他人の食べ物や飲み物に向精神薬をだまって混入し、眠らせたり朦朧とさせたりしたことで逮捕、起訴され、有罪になった事例があります。

また、向精神薬の中には、勝手に他人に譲渡する等するだけで罪に問われる薬もあります。ちなみに、向精神薬という言葉には広い意味（広義）と狭い意味（狭義）があります。広義では、抗精神病薬、抗うつ薬、中枢神経刺激薬、睡眠薬、抗不安薬、気分安定薬、抗てんかん薬、認知症治療薬など、主に精神科で使われている、中枢神経に作用して精神機能を変容させる薬物のことを指します。狭い意味では、麻薬及び向精神薬取締法によって指定された薬物のことを指し、第一種向精神薬から第三種向精神薬まであり、これらを勝手に譲渡や売買すると罰せられます。

ＡＤＨＤに使われているコンサータ（成分名：メチルフェニデート）は第一種向精神薬にあたり、管理や流通に強い規制がかけられています。また、睡眠薬や抗不安薬（精神安定剤）が併用処方されることも多いのですが、これらの多くは狭義の向精神薬に指定されています。ＡＤＨＤに使われるストラテラとインチュニブ、自閉スペクトラム症に使われるリスパダールとエビリファイは狭義の向精神薬に指定されていませんが、いずれも劇薬[*18]に指定されており、命に関わる重篤な副作用の危険性もあり、決して軽い薬ではありません。

当然、このような危険な薬を扱う以上、インフォームド・コンセントは必須になります。インフォームド・コンセントとは、治療を開始するにあたり、患者が十分な情報を伝えられた上でその治療や方針に合意することを指します。これは単なる同意の形成ではなく、説明を受けた上で拒否することも含まれます。また、十分な情報とは、その治療の期待される結果のみならず、副作用などのリスク、費用や予後、他に代替手段があるかという情報まで含まれます。

しかし、現実には本当のインフォームド・コンセントが児童精神科の現場で十分になされているとは到底考えられません。薬を服用している本人はもちろん、その保護者も薬の副作用についてほとんど説明を受けていないという事例が非常に多いからです。前述した突然死した一〇歳男児の事例はその典型です。適応外処方であり、しかも併用禁忌である薬が処方されていたにもかかわらず、その説明すらなかったのです（九〇頁参照）。

薬は人体にとって毒

薬は毒だと言われたら驚くかもしれません。薬に対する恐怖を過度に煽るつもりか、と怒る人もいるかもしれません。しかし、これは薬理学の基本です。人体にとっては毒であり有害であるから

＊18——作用が強く、処方量と致死量が近いため、過量摂取による命の危険性がある薬。具体的には致死量が経口投与で体重1kgあたり300mg以下、皮下注射で体重1kgあたり200mg以下のもの。

こそ、それを無毒化しようとする作用が働くのです。

薬は肝臓、消化管粘膜、肺、腎臓などで分解され無毒化（代謝）されます。その中でも特に大きな働きをするのが肝臓です。何種類もの代謝酵素を分泌して薬を無毒化しようとします。そのような人体の代謝作用を乗り越えた薬の成分が血液中で一定の濃度を保ち、期待された働きをするように、用量が決められているのです。

ただし、一般的な用量が万人にとって最善になるとはかぎりません。人の代謝能力には個人差があります。それは、同じ量のアルコールを飲んだときにすぐに真っ赤になって酔いつぶれる人もいれば、ほとんど顔色も変わらない人がいることからも明らかです。高齢者になると代謝能力も衰えます。ですから、用量を守っているから安全だということにもなりません。考慮すべきなのは服用する量ではなく、その結果として現れる血中濃度です。

さらには、薬が複数になると状況は一気に複雑になります。Aという薬の代謝に使われるはずの肝臓の代謝酵素が、Bという薬が入り込むことによってその働きが弱められ、Aの血中濃度が予想よりもはるかに高くなる、ということが起こったりします。そのため、医薬品添付文書には「併用禁忌」「併用注意」という表記があり、特定の薬の併用に警告・注意が示されています。しかしそれでも二剤の話です。三剤以上になった場合、何が起きるのか十分に確かめられていません。

異常な多剤併用率

図 11　多剤併用処方の実態

明らかにされた多剤併用処方の実態

同クラス内多剤併用率（13 ～ 18 歳）

・抗精神病薬	27.2%
・抗うつ薬	7.7%
・抗不安薬・睡眠薬	30.4%

クラス間多剤併用（13 ～ 18 歳）

・抗精神病薬	60.9%
・抗うつ薬	76.9%
・気分安定薬	92.9%
・抗不安薬・睡眠薬	61.5%

海外との比較

向精神薬処方を受けた未成年におけるクラス間多剤併用の割合

米国	19%
オランダ	9%
ドイツ	6%

参考：奥村泰之ほか「日本における子どもへの向精神薬処方の経年変化――2002 年から 2010 年の社会医療診療行為別調査の活用」『精神神経学雑誌』vol.16, no.11, 2014, pp.921-935.

そもそも向精神薬は単剤処方が原則になるのですが、日本の場合はその意識がほとんど見られず、諸外国と比較しても異常に高い多剤併用率になっています（図11）。保険診療において多剤処方の規制が強化されつつありますが、それはあくまでも同クラス内（同一薬効内）の多剤併用にすぎません。今後の課題はカクテル処方（クラス間多剤併用）の規制になります。

恐ろしいことに、このような脳に直接作用する薬は、成長過程にある子どもの脳にどんな影響を与えるのか本当にはわかっていないのです。薬の承認にあたってなされる臨床試験では、短期的な影響しか評価できません。新薬の場合五年、一〇年と長期的に服用し続けた場合にどんな影響が出るのか不明です。また、臨床試験は原則的に単剤ですが、実際の現場では多剤併用処方がかなりの割合で行われています。つまり、現在子どもに対して行われている投薬とは、十分に安全性が確かめられたものではなく、むしろその逆で誰も安全性を確かめていない未知の領域なのです。リアルタイムの人体実験と表現しても過言ではありません。

薬に対する幻想

一般の人々は、薬に対する過度な幻想を抱きがちなのかしれません。薬のことを「病気を治してくれるもの」と認識しているのかもしれません。たしかに、病原菌を殺し、根治に導くような薬もあります。しかし、大半の薬は対症療法的に症状を緩和するだけの薬です。特に、向精神薬は全てそうです。病気を治すものではなく、あくまで症状を緩和することしかできません。それにもかかわらず、あたかも抗生物質が細菌を殺してくれるかのようなイメージで、処方された向精神薬が精神病や発達障害の原因を根本的に処理してくれるものだと信じ込み、主治医に言われるまま何年も飲み続ける人が実際にいるのです。

もちろん、患者側にのみ落ち度があるのではありません。そのように患者に誤解させるような主治医や報道も問題です。うつ病バブル全盛期には「薬を飲めば必ずうつ病は治る」と精神科医は堂々と嘘をつき、それが安易に報道されていました。また、一般的に使われている「統合失調症治療薬」「認知症治療薬」「ＡＤＨＤ治療薬」という表現も本当は正しくありません。少なくとも患者側にとっては優良誤認表示と言えます。とはいえ、最近はさすがに「治す」というようなストレートな宣伝はしなくなりました。それよりも「病気と付き合う」といった表現で、薬を飲み続けさせることを意図した宣伝が目立つようになりました。

効果に関する幻想はたしかに薄らいではきていますが、安全性に関する幻想はそのままです。国が安全性を確かめて承認した薬を専門家であるお医者様が出しているのだから、まさかそんな悪いことにはならないだろう、と信じ込んでいる人が非常に多いのです。その「お医者様」の指示を疑わずに忠実に守った結果、取り返しのつかない被害に遭ってしまったという事例は無数にあります。

実際のところは、薬そのものの問題というよりは、薬の使われ方の問題がはるかに大きいでしょう。本当のインフォームド・コンセントがなされていたら、薬理学の基本すら無視するようなデタラメ投薬が蔓延っていなければ、ここまで被害が拡大するはずはないのです。

医師ですら服薬の強制はできない

薬には副作用があるため、そのリスクと薬によってもたらされるベネフィット（利益）の両方を考慮し、慎重に投与するというのが基本的な投薬の姿勢です。しかし、向精神薬は思考や行動に影響を与えるという特殊性から、通常の薬とは異なる事情が生じます。それは、服用する本人ではなく周囲にとっての利益が考慮されるということです。

多動の子にＡＤＨＤ薬を服用させておとなしくさせるのは、本人のためというよりも周囲のためです。人手が足りない等という理由で精神科病院や知的障害者施設、児童養護施設、高齢者施設において、本来適応のない抗精神病薬を服用させて患者や利用者を鎮静化し管理しやすくさせるのは、完全に病院や施設側の都合です。とはいえ、本人が納得して服用しているのであればまだわかります。しかし、利益が本人ではなく周囲のためとなった場合、本人はいやいやながら服用させられるという状況が生まれます。服薬の強制です。

精神科において、服薬の強制は日常茶飯事です。入院中看護師に無理やり口をこじ開けられて強制的に薬を飲まさせられた、薬を飲まないと強制入院させると主治医に脅されてしぶしぶ服薬した、服薬を拒否したら向精神薬注射を強制的に打たれた、など本人の意に反して服薬させられる事例は普通にあります。

しかし、実は強制服薬には法的な根拠はありません。精神保健福祉法によると、精神保健指定医には本人の意に反して強制的に入院させたり、身体拘束をしたり、隔離したりする権限が認められています。しかし、服薬に関しては明記されていません。

念のため厚生労働省精神・障害保健課に確認を取りましたが、服薬の強制はできないとの回答でした。つまり、薬を飲むか飲まないかの決定権は本人にあり、本人の意思の確認が取れない場合や緊急事態ならともかく、本人が明確に拒否を示している場合には、医師であっても服薬を強制できないのです。

ところが、服薬の強制は精神医療現場のみならず、教育現場にも広がっているのです。義務教育であるにもかかわらず、担任や校長が平気で「薬を飲まないと登校させられません」「薬をちゃんと飲まないなら受け入れられません」などと発言し、児童生徒の登校を制限したり服薬を強制したりしているのです。医師にすら服薬を強制する権限はないのですから、当然彼らにもそのような権限はありません。

このような実態は保育の現場でも見られます。受診や服薬を強制されたという報告も寄せられています。もちろん、教師や保育士側にも手が回らないという言い分があるでしょう。本来発達障害者支援で進めるべき政策とは、特性をもった子どもたちに対して十分に余裕をもって対応できるように教育や保育の質を高めていくことですが、それが追いついていないしわ寄せとして、このような服薬の強制が起きているのです。

排除・差別に向かう教育現場

日本も批准し、国内においても二〇一四（平成二六）年二月一九日より効力が発生している「障害者の権利に関する条約（障害者権利条約）」において、第二四条で障害者に対する教育の権利が示されています。その実現に向けて以下を確保することが求められています。

(a)障害者が障害に基づいて一般的な教育制度から排除されないこと及び障害のある児童が障害に基づいて無償のかつ義務的な初等教育から又は中等教育から排除されないこと。

(b)障害者が、他の者との平等を基礎として、自己の生活する地域社会において、障害者を包容し、質が高く、かつ、無償の初等教育を享受することができること及び中等教育を享受することができること。

(c)個人に必要とされる合理的配慮が提供されること。

(d)障害者が、その効果的な教育を容易にするために必要な支援を一般的な教育制度の下で受けること。

(e)学問的及び社会的な発達を最大にする環境において、完全な包容という目標に合致する効果的で個別化された支援措置がとられること。

これらは、障害のある人と障害のない人が共に学ぶというインクルーシブ教育の理念を示しています。また、この条約の批准に合わせて国内法も整備され、改正された障害者基本法第十六条に「国及び地方公共団体は、障害者が、その年齢及び能力に応じ、かつ、その特性を踏まえた十分な教育が受けられるようにするため、可能な限り障害者である児童及び生徒が障害者でない児童及び生徒と共に教育を受けられるよう配慮しつつ、教育の内容及び方法の改善及び充実を図る等必要な施策を講じなければならない」と示されるようになっています。

これによって、最終的なあるべき姿が示されたことになります。もちろん、今すぐに全てインクルーシブ教育に切り替えろと言われても、準備や段階があるので現実的ではありません。現在の特別支援教育は、むしろインクルーシブ教育とは対照的に、障害者を分離し排除するという側面があります。そこで、現在の特別支援教育をインクルーシブ教育に到達するための過程という位置づけにしたのです。

では、現在の特別支援教育は、インクルーシブ教育の実現に向けて順調に進んでいるのでしょうか。答えはＮＯです。むしろ全力で逆方向に突き進んでいるのではないかと思えるような事例が山ほどあります。服薬の強制とはまさにその典型と言えるでしょう。

なぜそのようなことが起きるのでしょうか。インクルーシブ教育の本質が理解されていないため、「合理的配慮」という言葉が完全に曲解されてしまっているのが大きな理由の一つに思えます。これは、現場の教師の無理解だけが理由ではありません。

問題は文部科学省の姿勢にもあります。特別支援学校や特別支援学級を「一般的な教育制度」の範囲内であると詭弁的な解釈をすることで、それらをインクルーシブ教育とみなしたのです。本来のインクルーシブ教育とは、障害の有無は関係なく皆同じ場で共に学ぶという前提があり、その上で個々に有する困難な状況を解決するために「合理的配慮」がなされ、環境調整されるのです。障害児を早期発見することで最初から分離し、特別支援学校や特別支援学級に送り込むことはまさにその精神に反することですが、それが特別な教育支援を受けられるという合理的配慮にすり替えら

【コラム】インクルーシブ教育への誤解

インクルーシブ教育はしばしば統合教育（インテグレーション教育）と混同されます。そのどちらも障害者と健常者が同じ場で学ぶという意味では同じものに見えるからです。しかし、その本質は異なります。障害者と健常者を区別した上で同じ場で学ばせる統合教育に対し、障害の有無にかかわらず一人一人の教育的ニーズに応じた教育をするのがインクルーシブ教育です。

たしかに、過去に障害者への合理的配慮がないままに、単に学びの場を同一にしただけの統合教育が行われたこともありました。そのときの苦い経験から、インクルーシブ教育に対しても、限られた予算と人員の中、健常者を犠牲にし、教師を疲弊させ、障害者を優遇するという悪いイメージを抱いてしまっている人がいるのかもしれません。

たとえその誤解が解けたとしても、インクルーシブ教育を実現するには人手も労力もお金もかかります。そんな余裕などないと考え、絵に描いた餅にしてしまうのか、本気で実現を目指すかで、この日本の国としての未来が決まります。一部の犠牲の上に成り立った見せかけの均一社会をこれまでどおり突き進むのか、本当の意味での豊かさを手に入れるかの分水嶺です。

教育こそが国の未来です。財産は奪われてなくなることもありますが、教育によって身についたものは奪われません。教育にどれだけエネルギーを注ぐことができるのかはわれわれ大人の責任です。そして、インクルーシブ社会とは、政治家とお役人に任せておけば勝手に出来上がるものでもありません。国民一人ひとりが意識を変えないかぎり決して実現できない社会です。

れてしまったのです。

たしかに、勉強についていけない子を無理やり普通級に入れ、強引にカリキュラムをこなさせるような勉強をさせたとしても、本人にも周囲にも不幸なことになるでしょう。しかし、だからその子を支援級に排除する、という対応ではなく、どうやったらその子が普通級で学べるようになるのかを考慮し、それを実現する方向にもっていくのがインクルーシブ教育です。

完全なインクルーシブ教育を実現するためには、現実的に考えると相当な段階を踏む必要があるでしょう。どんな計画でもそうですが、常に目的に向かって押され、実現すべき理想の光景が関係者の中で共有されているかぎりは、多少の回り道をしたとしても目的に近づいていきます。しかし、お役所仕事にありがちなのですが、目的が失われ、日々の業務に忙殺されていると、しばしば目的と真逆の方向に進むことがあるのです。

インクルーシブ教育の本質や目的が理解されていない場合、何が起きるのでしょうか。教師が自分の手に負えない児童・生徒を体よく排除することに対して都合よく解釈し、正当化できるようになってしまうのです。実際には自分のためなのに、その子のためだと言い張ることができ、またそのように思い込むこともできてしまうのです。薬のデメリットも理解しないまま、発達障害診断のあいまいさや危険性を理解しないまま、薬を飲むことは本人のためだと平気で言えるようになってしまうのです。

受診と服薬を勧める教師たち

私は日々、ずさんな精神科治療による被害について相談や報告を聞いていますが、どういうきっかけで精神科を受診するようになったのかを必ず尋ねます。最近目立つようになったのは、学校から受診を勧められたという子どもや若者のケースです。恐らく、先生方はよかれと思って受診を勧めたのでしょう。まさかつないだ先の専門家によって被害に遭うなどと考えもしなかったでしょう。しかし、それが現実に起きていることなのです。

日々親から発達相談を受けている、都内のある発達支援の専門家も、あまりにも簡単に学校から子どもたちが精神医療につながれている現状を憂い、しばしば服薬の強制などが教育現場で起きていることに胸を痛めています。以下、その専門家が具体的な相談事例をまとめた資料から、本書への引用の許可をいただいたので一部ご紹介します。

●小学五年生

四歳の頃、保育園から多動を抑える薬を勧められ服用。クリニックより処方されるリスパダールとコンサータを七年間にわたり飲んでいる。小学校では学校の担任から、毎日薬を飲むようチェックが入る。友だちとトラブルがあると、飲ませてくるよう念を押されるので、止むをえず飲ませている。副作用で食欲が減退し、食べられないので激やせした。発育も遅れ、今では背の順でも一番前となってしまった。

●小学三年生

小学一年生の頃から、発達障害の薬を病院から出されて飲んでいる。副作用で食欲減退により体重激減。同年齢に比べ発育も発達も遅く小さい。学校の先生より、パニックになると周りのお友だちが怖がるから薬を飲ませるよう言われている。

●小学三年生

小一の後半からずっとＡＤＨＤの薬を服薬。薬を飲み忘れた日は、学校の担任から電話がありすぐに届けに行く状態。医師でもない担任が薬の服用管理している現状。相談できる場所がなく、親子でつらい日々。薬がよくないとわかっても、飲ませない場合のケアや対処法、合理的配慮を一緒に考えてくれる専門家がいないと、現実的にその選択肢は難しい。

●小学一年生

病院で「自閉症は治らないよ。このままだと将来、傷害事件起こすよ」と言い放たれ、どうすればいいのかは一切教えてくれず、薬を出された。薬についての説明も副作用があることの説明もなし。学校も薬の服用は肯定的で「傷害事件を避けるため」仕方なく薬を飲ませている。

●小学四年生

ＡＤＨＤの薬を飲ませると元気がなくなるが、薬を飲ませないと「今日は落ち着かなくて困った」と学校の先生に責められる。

●中学校支援学級生徒

支援学級の担任の先生に落ち着かせる薬を飲んでくるよう指示されるので、仕方なく飲ませている。

●小学一年生

五歳のときに発達障害の疑いがあり、保育園より病院を勧められた。リスパダールが処方された。飲ませるとすぐ効いて、普段寝ない子どもが三〇分くらいであっという間に寝るので、効き方は怖いと思った。多動児が急に「大人しくなる、座っていられる、夜もすぐに寝る」となった。元気でアクティブな部分が奪われ恐ろしいほど「おとなしいいい子」になった。当初は子育てに疲れ切っていたのでうれしいとさえ思った。薬をストップしても、一週間ほど薬が抜けず「静かでいい子」状態が続く。一方でこの子のいい部分も消してしまった。薬は、恐ろしいと感じている。

●小学二年生

小学校の特別支援員の先生から、集中して授業を受けられるとてもいい薬があるから、子どもが学校で勉強に集中できるようになるためにも薬を飲んだほうがいいと勧められた。

●小学三年生

発達障害と診断され、すぐに薬を勧められ飲んでいる。学校でも集中することが大事、お友だちとトラブルを避けることが大事だと薬を勧められた。

●小学六年生

教師による理不尽な対応から不登校になる。不登校という理由で病院を勧められた。虫や動物など生物科学に興味があり、生物や人体の図鑑が好き。ある日、ヒトの血や肉などがどうなっているか？（鶏肉や牛肉と同様）どんな味がするのか？　などを口にするようになり、母が精神科クリニックに相談に行くと、すぐに薬が処方され「措置入院」と言われた。

●小学四年生

いじめにより不登校気味になると担任から病院を勧められ、「起立性調節障害」という診断名で薬を服用。不登校は病気ではないが、学校の先生や医師に「障害だから薬を飲め」と言われたら逆らえない。

●小学六年生

幼稚園のとき、発達クリニック院長に発達障害と診断され、薬を出された。子どもが薬を飲むと元気がない、食べない、動かない。明らかに副作用が発現した。母親が「薬が合わないようだから薬を減らしたい」と言うと、医師の態度が急変し激怒された。医師の口から「薬を止めてこの子が問題行動や事件を起こせばうちの責任になるじゃないか！　飲ませ続けないとダメだよ！」と脅迫に近い言い方だった。母は何も言えなかった。この医師は、発達支援センター長を務めた医師でもあるが、「減薬したい」というと不機嫌になり、もう来なくていい、他の病院に行けばいい、など冷たい態度になる。多くの親は医者に見放されたらおしまいだと思い、医師の言うとおりにしている。

●小学三年生

小学一年生の終わり頃から、学校のカウンセラーと相談して病院に通うことになる。日中の食欲減退、夕方以降の暴食で肥満気味。癇癪、暴力、暴言が始まり、学校からの呼出しで「いつか大きな事件を起こすだろう」と指摘され薬を飲ませる決心をした。薬を飲まないですむならそのほうがいいけれど、止めても学校で傷害事件を起こすことを想像すると、今は止める選択肢がない。教育現場での適切な支援や合理的配慮があれば、薬は必要ないのだと思う。

●小学一年生

普通級に通うADHDと学習障害のグレーゾーンで診断がつかないタイプの子。個別面談で、担任の男性教師（五〇代後半のベテラン先生）に「このまま学齢が上がると、周りとの差が開いてしまう一方だ」と言われ、薬「ストラテラ」の服用を勧められた。その際、薬について「集中力が上がる」「本人が授業に取り組みやすくなり注意されることが減る」「副作用はない」と説明を受けた。

●小学二年生

支援級に通う自閉症スペクトラム障害の子。就学した昨年から、何度も学校の先生から薬の服用を勧められている。親が「薬は飲みません」と断固拒否しているにもかかわらず、面談のたびに薬の話をされ困っている。

●小学五年生

小学校三年生のときから不登校ぎみ。学校でパニックになると困るので修学旅行は連れていけないと言われた。薬の服用を提案されている。

●小学三年生

学校から薬を勧められ服用している。学校以外の自由な遊び場では、衝動性はあるが問題なく遊べる。学校では問題児とされ薬を飲んでくるよう言われている。学校の不適切な対応や友だちからのいじめ、配慮のなさや発達特性への無理解自体が問題であり、子どもの問題ではない。

●小学六年生

小学校に入学した頃、多動を抑えるためにと、学校の担任の先生から薬を飲むように言われた。もう五年間飲んでいる。

●小学三年生

小学校では「他人に迷惑をかけることは悪いことだ」と、学校の先生の勧めで小一の後半〜今の小三まで「コンサータ」と「デパケン」を飲ませている。薬を飲み忘れた日は担任から電話があり、すぐに届けに行かなければならない。教師は学校での薬の強要は当然だという認識だが、これは教育委員会の指導なのか知りたい。

●二〇歳男性

中学生のとき学校で薬を勧められ発達クリニックで薬を出される。副作用で様子がおかしくなる。医者に伝えるとさらに薬が増えた。「薬の副作用が心配だから減らしたい」と減薬の方法を尋ねるも「だったらうちでは診られないから他へ行ってくれ」と必要以上に激怒された。

●小学六年生

中学に上がる前に発達支援センターで受けた定期検診で不注意のポイントが上がっていたことを受け、学校の先生より「クラスで集中できないようであれば、薬はどうですか」と薬の服用を勧められた。

これらはあくまでごく一部の例にすぎません。今や、一部の教師は教育のプロではなく、教育分野に侵食してきた精神医学の専門家によって操られているロボットのようなものです。そこに、プロフェッショナルとしてのプライドや責任が見られません。誰もよくわかっていない概念に振り回され、根拠に乏しいチェックリストを妄信し、自分の目で観察した事実よりも、子どものことなど何もわかってもいない専門家の意見を正しいものとして採用してしまうことで、どんどん高潔さや正直さが失われているのです。

正しい理想の光景が共有されないかぎり、目的にたどり着かない

理想は理想です。現実は現実です。理想ばかり追い求め現実を見ていなければ足元をすくわれます。逆に、現実ばかり見ていると、どこに向かって進むべきかわからなくなります。理想のあるべ

き姿が現実の延長線上に示されることで、物事は前に進みます。その理想のイメージがぼんやりしていたり、弱かったりすると、そこに進む力は弱くなります。イメージが具体的で強固であれば、現状との比較が容易になり、現時点で何が欠けているのかを知る手がかりにもなります。

チームとして何かを成し遂げるためには、まずはその目的が合意されなければなりません。それから、その目的を達成するための具体的な計画などがそれに落としこまれることになりますが、全ての行動が目的達成に向けられるようにすることが重要です。そして、その計画に沿う形で理想のあるべき光景がしっかりと示され、そのイメージがチーム内で共有されることが成功の鍵となります。

その観点から現在の教育機関の問題を考えると、インクルーシブ教育という到達点は示されたものの、その目的が教師の間で理解されておらず、理想のあるべき光景がどういうものなのかのイメージも共有されていない現状が浮かび上がってきます。それに加えて、中途半端な発達障害に関する情報が氾濫し、現場が混乱しているというのが実態です。

「理想の光景」を持たないというのも問題ですが、目的から逸れている、誤った「理想の光景」を持ってしまうことも問題です。教師がインクルーシブ教育の本質や、合理的配慮という言葉の意味を本当に理解していたら、いろいろなことをすっとばして安易に薬を勧めるということはありえないことです。しかし、残念なことに、薬を飲ませておとなしくさせて授業を受けやすくしてあげることが「合理的配慮」だなどと曲解する教師もいるのです。

ここまでひどい誤りがはびこるには理由があります。誰かが積極的に、教師に誤った「理想の光景」を植えつけているのです。教師はそもそも、どこから発達障害に関する知識を学ぶのでしょうか。教師は免許状更新の際の講習などで、専門家とされる児童精神科医等から講義を受けることがあります。実際に講義を受けた教師からは、発達障害に使われている向精神薬について「よい薬」「集中できるようになる」「安全な薬」「これを飲むことで怒られなくなるから本人のためになる」といった説明を受けたことを聞かされています。このような耳あたりのよい言葉は、教師の思考に非常に刷り込まれやすいのです。公的な研修で専門家から聞いた言葉なので、何の疑いもなく「よい薬がある」と保護者に勧めてしまうのも無理はありません。

もちろん、薬物治療について慎重な姿勢の講師の存在も確認しているため、このような研修や講義が一概にダメとは言いません。しかし、薬物治療について、メリットのみが過度に強調され、副作用等のデメリットが正しく伝えられないような、受け手が誤解するような講義内容になっていないか監視する必要があります。当然ながら、この種の研修は早期発見至上主義の養成の場であるため、過剰診断の問題についても正しく教師に理解させる内容にするよう関係者に働きかけていく必要があります。

早期発見・早期支援は結局悪なのか

私は今までのところ「早期発見至上主義」という言葉まで作り、発達障害の早期発見・早期支援の体制を批判してきました。早期発見・早期支援は結局悪なのか？　という疑問に対して、ここで結論を述べておきます。それは、「現状の日本の体制下では、早期発見・早期支援は害悪のほうが大きい」というものです。

これは、早期発見・早期支援の全否定ではありません。むしろ、体制が変わることですばらしい支援に結びつくことを示唆しています。

少し海外の事情に目を向けましょう。国立特別支援教育総合研究所のプロジェクト研究「発達障害のある子どもの早期からの総合的支援システムに関する研究」の中で、米国、英国、フィンランドについて文献調査、フィンランドでの実地調査が実施されました。その結果は同研究所のホームページでも見ることもできます。日本との決定的な違いは、三国ともインクルーシブで自然な環境での支援が重視されていることです。まず前提が違うのです。そして、支援にあたって発達障害の診断が必ずしも重視されるわけではなく、支援が必要な子どもに支援がなされ、多職種専門家が支援に関わっているのです。

日本の場合は、特別支援学校や支援級へと分離するための早期発見となっており、やり方によっては差別・排除となりかねない危険性を孕んでいます。その上、診断が絶対視される傾向にあり、専門家との関わりにおいて医師・医療の比重が極端に大きいのです。発達支援の専門家や特別支援教育の専門家が関わっても、医師の意見が優先されてしまう現状もあります。

適切な支援体制が整っていない中、チェックリストだけが広がっているのが日本の状況です。関係者に目的や理念が理解されていない、正しい理想の光景も共有されていないこの状況で、チェックリストを形式的に用いた早期発見が行われたら何が起きるでしょうか。本来適切な支援を受けられるはずだった子どもたちが、まるで異物の排除のような扱いを受けるでしょう。まるで冤罪被害のように、大した問題もなかった子どもたちが不当に障害者として扱われ、不必要な治療による健康被害や差別を受けることになるでしょう。

重要なのは、根拠のない精神医学的診断やチェックリストに振り回されないことです。支援が必要な人がいるのは事実ですが、そこに精神医学的レッテルは不要です。診断がないと支援が受けられないシステムではなく、個々に支援が必要な状況に応じて合理的配慮がなされる体制が必要です。そのような支援のための、精神医学的レッテルを貼らない早期発見であれば歓迎します。現時点でそのような状況ではない以上、私は「早期発見至上主義」を徹底的に批判し続けます。

過剰診断VS過小診断

そうは言っても、発達障害の見逃し（過小診断）のほうが大問題ではないかという意見は根強いでしょう。では、過剰診断と過小診断はどちらのほうが罪深いのでしょうか。もちろん私は過剰診断だと即答しますが、一応専門家の意見も聞いてみましょう。

日本最大の精神医学会である日本精神神経学会発行の『精神神経学雑誌』（一一九巻一〇号、

二〇一七年）において「自閉スペクトラム症の臨床実践――過剰診断と診断見逃しのジレンマのなかで」と題する特集が組まれ、その中で井上勝夫氏（北里大学医学部精神科学地域児童精神科医療学）はこう述べています。「ASDの診断で、過剰診断と診断見逃しの、どちらが罪が重いか？」「自分が過剰診断や診断見逃しを犯していないかを考慮することなしに、拙速にASDを診断することが、最も罪が重い」。いわゆる推進派である専門家ですらこのように結論づけているのです。*19

古くから発達障害の権威である榊原洋一氏（お茶の水大学名誉教授）も、チャイルド・リサーチ・ネットの所長ブログにおいて「何か変だよ、日本の発達障害の医療【後編】過剰診断・治療」と題する記事（二〇一八年四月一三日）を掲載し、警鐘を鳴らしています。そこから引用します。

「自閉症スペクトラムという診断を受けた」多数のお子さんが私の外来にこられます。（中略）もちろん、お子さんが他院での見立て通り自閉症スペクトラムであることも多いのですが、半数近くのお子さんが、自閉症スペクトラムとは考えられないのです。（中略）子どもの行動の一部あるいは、チェックリストだけで診断を受け、私が自閉症スペクトラムとは見なせない、と判断した子どもは、念のためにその後の経過を確認していますが、その後問題なく幼稚園や普通学級に通っている子どもがほとんどなのです。（中略）自閉症スペクトラムなどの発達障害、と診断がつくと、インクルーシブではなくエクスクルーシブに特別支援学校に行くことになります。いったん特別支援学校（学級）に行くと、普通学級に戻ることは難しいこと、つまりその子どもの人生の生き方まで変えてしまう可能性があると思うと身震いしてしまいます。

榊原氏は、さらに衝撃的なエピソードを紹介しています。

発達障害を専門とするある医院での診療経過（診断、治療）を、支援センターの心理相談員が聞き取った問診票を見ていて、「えっ」と目を疑うような診断治療内容を目にしたのです。それも、一回きりではなく、何人もの子どもが、ほぼ同じ診断名と服薬内容で紹介されてきているのです。診断名は「自閉症スペクトラム、アスペルガー症候群、ＡＤＨＤ」です。なぜ、私はこの診断名を見て驚いたのでしょうか。自閉症スペクトラムとＡＤＨＤは併存（合併）することがありますので、この二つが同時に書かれていてもおかしくありません。問題は、自閉症スペクトラムとアスペルガー症候群が併記されていることです。ご存知の方もおられるかもしれませんが、ＤＳＭの診断基準が最近（二〇一三年）改訂され、もはやアスペルガー症候群という診断名は使わず、自閉症スペクトラムに含めることにしたのです。たまたま、あるお子さんの診断にこの二つを不注意で併記してしまったのかもしれないと最初は思いましたが、同じ医

＊19――ＡＳＤとは自閉スペクトラム症（または自閉症スペクトラム障害）（Autism Spectrum Disorder）の略称。

院にかかっている複数の子どもに、この三者併記の診断名がついているのです。よいたとえではないかもしれませんが、診断名に「脳血管障害」と「脳梗塞」を併記するようなものです。

しかしこの医院にかかっている子どもの問診票でもっと驚いたことは、こうした子どもにおしなべて「コンサータ、リスパダール、エビリファイ」という三種類の薬が処方されていることです。コンサータはＡＤＨＤの薬ですし、リスパダールとエビリファイは自閉症スペクトラムによく使用される薬です。しかし通常はどちらかを処方するのです。併用することも誤りではありませんが、この医院では、私が相談を受けた数名にはすべて同じ診断名（三つ）があり、最初からこの三種類の薬が処方されていたのです。さらに、この数人の子どもは、前のブログに書いたように、すべて過剰診断と思われ、自閉症スペクトラムという診断はできませんでした。つまり不必要な薬が投与されていたことになります。

おわかりいただけたでしょうか。過剰診断、過剰治療、不必要な向精神薬投与（つまりは単なる傷害）が実際に起きているのです。たまたま榊原氏のところを訪れた数人は、そのデタラメな診断と投薬から逃れることができたかもしれませんが、おそらくその大半の患者はそんな事実も知らず、そのまま当該医院で治療を受け続けているのでしょう。

まともな医療機関に出会っていたら、もしかしたらその子には障害者としてではない別の人生があったかもしれません。デタラメ投薬は取り返しのつかない健康被害をもたらし、本物の障害者を作り出します。軽度な発達障害だったはずの子が、どんどん状態が悪化し、強い薬を出されるようになり、病名も「統合失調症」や「双極性障害」などに変遷し、一生薬を飲み続けるように言われるようになったという事例は決して珍しくはありません。

過剰診断・過剰治療が罪深いのは、被害者が被害を自覚できないところにあります。それどころか、障害を見つけてくれてありがとうございますと感謝すらしているでしょう。たとえ被害を自覚しても、主治医の責任を追及するのは非常に困難です。なぜなら、どうとでも言い逃れできてしまうからです。

他科では、たとえば癌ではなかったのに癌と診断し、必要のなかった手術をしてしまうようなことがあれば大問題になるでしょう。しかし、精神疾患や発達障害の領域はそうはなりません。診断基準、診断手法そのものがあいまいなため、診断や治療が正しかったかどうか客観的に厳密に検証することは困難です。一方の主治医にはいくらでも逃げる余地があるという構図です。

治療による被害を立証するのはさらに困難です。たとえデタラメな投薬が事実として認められても、それが健康被害を引き起こしたかどうかは別の話となります（岐阜県の一〇歳男児突然死事件がよい例です。八九頁参照）。民事で訴える場合、被害を立証するのは原告側の責任になるため、よほど有能な専門家が味方につかないかぎり、因果関係不明として処理されるのが関の山です。

究極のデメリット

精神科領域で治療を受けることのデメリットについて正確に伝える情報はほとんどありません。よく言及される「生命保険に加入できなくなる」などというのは、正直デメリットの中でもほんの些細なことです。誰も教えてくれない究極のデメリットは、治療によって被害を受けても誰も責任を取らず、誰も助けてくれないという冷徹な事実です。

通常、購入したものが不良品であった場合、メーカーや店舗に問い合わせるとすぐに謝罪とお詫びの新品が届くでしょう。あるいは返金という形で対応してくれるでしょう。それと同じ感覚で、治療による被害が発生したら、迅速に対応され、何らかの形で補償してもらえるものだと考えるかもしれません。しかし、それは現実には起こらない幻想です。

被害者は、被害による身体的・肉体的苦痛を抱えた上で、主治医の不誠実な態度にさらに苦しめられることになります。世間の無理解と差別、偏見に直面させられ、公的にも私的にも何の救いの手も差し伸べられないまま追い詰められることになります。精神医療被害はほとんど受け皿がないのが事実です。被害者に尋ねたら誰もが口をそろえてその事実を認めるでしょう。

行政機関や弁護士らに被害を相談してもまともに取りあってもらえず、精神科と口に出しただけで門前払いやたらい回しにされたという経験をした人も少なくありません。ただ自分の苦しい状況を伝えたいだけなのに、狂った患者の妄想だ、金をせびるための演技だ、などとありとあらゆる理不尽な非難や責めを受けたりもします。副作用被害救済制度は適用できる条件も厳しくあてにはなりません。これらは、体験してはじめて気づくデメリットなのです。

障害を理由とした差別・偏見など本来あってはなりませんが、日本では特に精神障害者に対する差別・偏見が根強く残っています。その理由は前述したとおり、精神医療関連団体が積極的に患者に対する偏見を煽り、それを助長するような精神保健施策が行われてきたからです。実際どの程度まで偏見があるのかというと、被害を訴える精神科患者の声などまず信用されない、というくらいあるということです。

日常的な会話や付き合いだと特に問題ないかもしれません。しかし、治療による被害を訴えたらとたんに信用されなくなります。誰も耳を傾けてくれなくなります。そして、それこそ、今まで精神医療現場で起きてきた犯罪や人権侵害が隠されてきた理由でもあるのです。

少し長くなるのですが、この状況を象徴する出来事を紹介します。鹿児島で、とある精神科クリニックの院長が、自分の立場を利用してありとあらゆるデタラメ行為、犯罪行為をやり尽くしていました。医師は自分一人しかいないのに、気まぐれで突然休み、その間従業員に院内処方の向精神薬を来院患者に渡させ（医師法違反、麻薬及び向精神薬取締法違反）、カルテ上は自分が診察したことにして不正請求し（健康保険法違反、詐欺罪）、自分が使うために薬を横流しし（麻薬及び向精神薬取締法違反）、患者や患者家族、患者の付き添い人、従業員など、業務上接したあらゆる女性に見境なく性的アプローチをかけ、その立場や専門的知識、薬を悪用して性的関係を持つという乱脈ぶりでした。毒牙にかかった少なくとも二名の若い女性が追いつめられて自殺するほど悪質でした。

これだけのデタラメ行為が常態化していたにもかかわらず、私が深刻な被害状況があると気づいた時点では、警察もどこの行政機関も何らの指導も行っていませんでした。被害者女性らは勇気を振り絞って警察や行政機関に相談していましたが、まともに相手にされていなかったのです。もしもしっかりと対応されていたら、少なくとも一名の命は失われていなかったかもしれません。

相当数の被害者が存在すると知ったものの、相手は立場の弱い女性を狙う卑劣な精神科医です。性的被害の問題で真正面から向かっても簡単に逃げられてしまうのはわかっていました。そこで、私は不正請求から攻めました。今まで何件もの精神科医療機関を不正請求で摘発した経験から、一%でも逃れられる余地のある証拠ではなく、確実に逃げられない証拠を探し求めました。ついに見つけた証拠を使い、そこから県警、所轄の警察署、県、保健所、九州厚生局などに働きかけました。

それからは徹底的に動きました。被害の実態を調査するように関係機関に強く要求し、ようやく警察も行政機関も被害者の声に耳を傾けるようになりました。その結果、精神科クリニックは閉院となり、院長は詐欺罪で逮捕・起訴されました。それ自体はよかったのですが、なぜ何の捜査権も調査の権限も持たない一民間人である私が、その権限があるのに動かない公的機関に成り代わり、とてつもない労力をかけて動かなくてはならなかったのかと思うと、今でもやはり納得が行きません。

その精神科医は、なんと児童精神科を標榜し、発達障害の診断・治療も行っていたのです。さらに驚くべきことに、コンサータ登録医でもありました。コンサータはＡＤＨＤ薬ですが、乱用が大きな社会問題となったリタリンと同じ成分（塩酸メチルフェニデート）であるため、同様の乱用が起きないよう、特別に認められたコンサータ登録医にしか処方できないという厳しい流通管理があります。要するに、一番渡してはいけないような精神科医に、この特別な資格が渡っていたということです。

この精神科医は近隣学校の学校医でもありました。児童精神科を標榜する医療機関が他にない地域であったため、近隣の学校から児童生徒が紹介されていました。学校関係者は、まさかこんなデタラメ精神科医だとは知らないで子どもたちをつないでいたのでしょう。子どもたちまでもデタラメ治療の被害に遭っていました。強い薬を出されていたために学校でも震えが止まらなくなり、高校生活が台なしになったと憤る元患者の声も聞いています。私が行動を起こさなかったら、いつまでもこの精神科医は女性の尊厳や子どもの未来を奪い続けていたのかと思うと身震いがします。

実は、このような精神科医は珍しくありません。精神科病院、精神科クリニックで信じ難い乱脈診療が行われてきた歴史を見たら、決して特殊ではないことがわかります。私自身、他にも数人、同様の精神科医を摘発してきました。歪んだ支配欲、金銭欲が強い人物にとって、精神科医療機関ほどその欲を満たせる環境はありません。程度の差はあれ、一定数このような倒錯した精神科医が存在すると警戒しておくべきでしょう。

重い話になってしまいましたが、デタラメ治療の被害に遭うこと、そして被害に遭ったら誰も救済してくれないことというリスクは、精神科を受診するなら常に考慮に入れておかなければなりません。当然、子どもを安易に精神科につなげるような教師は、このようなリスクについて理解などありません。そもそも、つなげた先の精神科でいったい何が行われているのかすら知らないでしょう。断言しておきますが、つなげられた精神科で被害に遭ったとしても、つなげた教師が責任を取ることなど絶対にありません。

第5章

発達障害バブルの混乱から抜け出すために

では、どうすればよいのか

ここまでは発達障害の診断・治療をめぐる問題点を指摘する一方でした。本書の第一の狙いは、一般には全く知られていない問題を明らかにすることでした。しかし、それだけでは依然として困った状況は解決できません。発達障害の診断基準も診断手法もいい加減であるとはいえ、本人や周囲にとって困った状況、症状は実際に存在するからです。発達障害の診断なんかインチキだ！と切り捨てることは簡単かもしれませんが、それではどこにも行き場のなくなる人もいるでしょう。

そこで、ここから先は「では、どうすればよいのか」という問いかけに対するヒントとなる情報を取り上げていきます。具体的な解決策に入る前に、発達障害は治るのかという疑問やそれを巡る論争に焦点を当てたいと思います。

発達障害は治るのか

ネットで調べると、「〇〇で発達障害は治る」「発達障害を治す」といった魅力的なフレーズがひっかかります。一方で、発達障害は脳の先天的機能障害なので治らないと断言する情報がありまます。後者のほうが圧倒的多数であり、治らないものを治すと謳うものは全てインチキだ！と前者を非難する声も大きいです。

大きなニュースとなったのは、親学問題です。二〇一二（平成二四）年四月に超党派の議員連盟として発足した親学推進議員連盟が、同年五月に開催した勉強会において、発達障害は伝統的な子育てで予防できる、一部の発達障害は治せるという旨の主張をしたことが物議を醸しました。科学的根拠に欠くとして日本発達障害ネットワーク等が同議員連盟に抗議の要望書を送るなど、批判が殺到しました。

特に当事者や親から抗議が殺到し、いわゆる大炎上状態になったこの問題について、私は全く別の視点で観察していました。それは、ここまで混乱しているのは、親学の科学的根拠の有無そのものより、別に本当の原因があるのではないかということです。

私自身、発達障害と診断されていた人が完治（問題となっていた症状、振る舞いが一切消える）した事例をいくつも見てきました。しかし、ここで重要なポイントは「発達障害が治った」というのと「発達障害と診断されていた人が治った」というのは必ずしも一緒のことではないということです。

虐待や愛情不足によって、一見すると子どもが発達障害と同様の振る舞いをすることがあります。それを「愛着障害」と呼ぶこともあるようです。数多くの事例で愛着障害が発達障害と誤診されていると指摘する専門家もいます。[*20] 愛着障害であれば適切な子育てによって「完治」することもあり

＊20――岡田尊司『発達障害と呼ばないで』幻冬舎、二〇一二年

えますし、それを予防することもできます。でも、それが発達障害と誤診されていた場合、発達障害が治ったように見えるでしょう。

もしも、本当に「先天的脳機能障害」のみが発達障害と診断されているのであれば、このような混乱は起こらなかったと考えられます。また、巷にあふれる「〇〇で発達障害は治る」という情報に関しても、そのような表現自体が法に触れる可能性もあるので賛同できかねますが、その手法自体全てがインチキというわけではなさそうです。

たしかに、発達障害と診断されていた子がある手法で完治する様子を目の当たりにしたら、「発達障害が治った」と皆に伝えたくなる気持ちもわかります。わが子が救われた親、救われた本人としては、苦しんでいる他の人も助けてあげたいとなるのは当然でしょう。しかし、うかつな形でそれを皆に伝えようものなら、即座に驚くほどの反発、攻撃に晒されることになります。「疑似科学」「インチキ」「詐欺」など、ありとあらゆる非難を受けます。

なぜならば、発達障害の中でも特に自閉症は古い歴史があり、かつては育て方の問題だとされ、主に母親が理不尽に苦しめられた時代を乗り越え、ようやく「子育ての問題ではない」という共通認識を勝ち取ったという背景があるからです。また、治るという一縷の望みをかけて危険な手術や高額なインチキ治療に手を出すということも昔から問題となっていたからです。その背景を知らずに土足で踏み込むようなことをしてしまったら、反発を受けるのは必然です。

とはいえ、なぜそこに誤解や対立、混乱が生まれるのでしょうか。その原因の一つは、発達障害という包括的な概念自体にありそうです。知的障害を伴う重度の自閉症と、発育に伴って特性が目立たなくなるようなグレーゾーンの状態と、はたして同じ発達障害と一括りにしてもよいのかということです。実際、発達障害という言葉は都合よく使われます。大変さを強調するときには重度の自閉症を前面に出したイメージの言葉となり、身近さを強調するときには自閉スペクトラム症や学習障害などを想定した言葉となるのです。そのため、発達障害という同じ言葉であっても、発した側と受け取った側と、概念・イメージが全く異なるという行き違いが頻繁に起きるのです。

そして、誤解や対立を生む何よりも一番の原因は、発達障害が正しく診断されていないという点でしょう。正確には、本来発達障害とすべきでない人々が誤って診断されているのです。発達障害と診断されていた人が、食生活の改善で治ることもあります。矯正歯科で歯の噛み合わせをよくしたら完全に多動がなくなった人もいます。食事療法、栄養療法で完治した人もいます。しかし、本来そのようなアプローチによって治る人々が発達障害とされていたこと自体おかしなことです。

非難すべきは、実際に治癒や改善に導いている人ではなく、治った、改善されたと喜ぶ人でもなく、その人に「先天的」「治らない」という烙印を押すような発達障害の診断を誤って下した医師ではないのでしょうか。

発達障害ビジネスの闇

今や発達障害バブルに伴い、医療や福祉、教育、それらの近接領域に「発達障害ビジネス」が大流行となっています。もちろんその中にはまともなもの、効果のあるものもありますが、金儲け主義や補助金目当て、詐欺とも言えるインチキなものも蔓延っています。

本物とインチキを見分けるのは正直困難です。そこで、こういう考えも出てきます。「専門の資格を持ったお医者様は信頼できるので、無資格者の意見に惑わされることなく、お医者様を信じよう」——しかし、この考えこそが悲劇を生むのです。なぜならば、一番あくどい発達障害ビジネスは、まさに本流である精神医療の領域で発生しているからです。

インチキ療法などは、たしかに金を騙し取られるという被害があります。悪質な場合は多少の健康被害もあるかもしれません。しかし、専門家を名乗る医師によって行われている発達障害のインチキ診断・インチキ治療がもたらす被害は、その規模も深刻さも桁違いです。

インチキ療法は存在しますが、インチキだと叩かれているものが全てインチキだとはかぎりません。マスコミやネットで集中的に叩かれている人が必ずしも悪人ではないのと同様です。むしろその逆であることもあります。興味深いことに、代替療法等の本流ではない治療に対して「疑似科学だ！」「インチキ療法だ！」と必死で叩いている人は、なぜか精神医療という本流の非科学性、詐欺的手法に対して公然と批判しないのです。

まともな医師は経過観察、鑑別検査をする

初診の問診のみで発達障害の診断を下すような医師は、まず信用に値しません。科学的、医学的根拠がないからです。すぐに診断をつけてくれる医師、すぐに薬を出してくれる医師をありがたがり、名医だと勘違いする人も多いのですが、精神科領域に限ってはその逆です。

本当に名医と呼べるのは、一見して精神障害や発達障害に見える症状があったとしても、決してすぐに診断や薬を出さず、その症状を引き起こす可能性のある身体症状について徹底的に検査するような医師です。そして、医療ができることとできないことを自覚し、可能な環境調整をしつつ十分な経過観察をし、その人に本当に必要な支援を提案できる医師です。

問題行動を全て「本人の脳のせい」にしてしまえば、正直非常に楽です、医師にとっても周囲にとっても。なぜならば、本質的な問題に向き合う必要もなく、しかも表面上の効果はてき面であり、まるで解決したかのような錯覚にひたることができるからです。

学校に問題教師がいて、教師からいじめを受けた子どもが不登校になったとします。学校に行かないなんて異常だ！と心配した親が子どもを精神科に連れていくと、何らかの病名がついて安定剤等が処方されます（いくらでも実例があります）。薬を飲んでぼーっとしながら、その子は無事学校に

行けるようになりましたとさ。めでたし、めでたし……となるでしょうか。親や教師、主治医にとってはめでたい話かもしれませんが、本人の不利益は全く考慮されず、本質的な問題は全く解決されないままです。

「食」は非常に重要

食事・栄養が重要であることは誰しも理解しているでしょう。しかし、食事・栄養がどれほどまでに振る舞いや思考、精神状態に影響を与えているのか本当に理解している人は少ないでしょう。食事はよい意味でも悪い意味でも、想像以上に影響を及ぼしているのです。

人体は食べ物から作られます。当然、特定の栄養が欠乏した状態であれば人体はうまく機能しません。ひどくなると一見して精神障害のように見える重篤な精神症状も引き起こします。また、摂取するのは食べ物だけとは限りません。本来は食品とは言えないさまざまな添加物も日常的に口にしますが、食品添加物と発達障害の関連性を主張する研究者もいます。英国のように、ＡＤＨＤとの関連が疑われる特定の合成着色料に対して自主規制を求める勧告を出す国もあります。

また、同じ物を食べたとしても人によって影響の受け方が全く違います。皆それぞれ受け皿が違うからです。アレルギー反応を起こしたり、何らかの理由で消化・吸収がうまくいかなかったりすることもあります。受け皿を整えないで大量に栄養を投入しても無駄になるどころか、むしろ害になることもあります。

このように、食事について、口に入れる物について、それを受け入れる自分の身体についていろいろと知っておくことは重要なことです。これは病人だから、障害者だからという問題ではなく、誰もが気にかける必要があります。

以前から私はメンタルヘルスの分野における食事・栄養の取り組みについて関心がありました。なぜならば、精神科の通常の治療で何ら改善することなく、悪化し続けていた人が、食事・栄養の取り組みで改善、時には治癒していく様子を何例も見ていたからです。特にうつ病は顕著でした。

ここで、「じゃあ、うつ病患者が栄養で治るというのならエビデンスを出せ」という類の挑発に乗るつもりはありません。そこを議論の土台とすると混迷に入り込んでしまうからです。なぜならば、観察者によって診立ても変わる「うつ病」という曖昧な概念の上に積み重ねる議論になるからです。そうではなく、「うつ病と診断されていた人が栄養で治った」という事実を基に、うつ病診断の妥当性を検証するほうが有意義でしょう。

発達障害についても、同じ切り口で何かできないかと考えていたところに、ある人物に出会いました。「もしかして発達障害診断の多くは、栄養的アプローチによって治るような状態の子が多く含まれてしまっているのではないか」という私の長年の疑問に対する答えがそこに見つかりました。その人物とは、「子どもの心と健康を守る会」代表の国光美佳さんです。

食事の改善で子どもたちの人生が変わる

「食品と暮らしの安全基金」勤務を経て、食の取り組みを軸に家庭教育相談を行っている彼女は、うつ病や統合失調症等の精神障害、発達障害と診断されてきた子どもたちに対し、食事の見直しによって改善させる取り組みを続けて、改善例は一〇〇を超えるまでになりました。

食事で改善できるなどと言われても、実際に発達障害と呼ばれる子を見ている人には正直ピンとこないかもしれません。「どうせうまくいったのは軽度な症状の子だけでしょ?」「偏食が強いタイプの発達障害の子には無理でしょ?」「薬使っても大変なのに、食事なんかでうまくいくわけないでしょ?」「ウチは忙しいから立派な食事を作れと言われても無理だから」などと思われたことでしょう。とにかくまずは具体例を見ていきましょう。

国光さんが出会った、当時小学校二年生男児のこうちゃんは、極端な偏食が目立ち、パニック、イライラ、集団行動の不適応、微細運動障害などの症状が目立ち、アスペルガー症候群（現在の診断基準では「自閉スペクトラム症」）と診断されていました。一年生から抗精神病薬であるリスパダール（当時は適応外処方）を服用していました。

どれだけ極端な偏食であったかというと、朝食は「じゃがりこ」、昼食は給食をほとんど残し、夕食は家族と別メニューでカップラーメンという具合でした。じゃがりことカップラーメン以外は絶対に食べないというこうちゃんに、家族は手を焼いていました。ここで、「発達障害だから偏食だ」と専門家に言われたら納得してしまうかもしれません。でも、いくらリスパダールを飲み続けても、こうちゃんの偏食は一向に改善することはありませんでした。

国光さんの面白いところは、現実的な段階に沿ったアプローチをするというところです。普通なら、カップラーメンを取り上げて「ちゃんとしたご飯を食べなさい」と叱ってしまいそうなものです。しかし、彼女はカップラーメンに少しずつ煮干し粉を混ぜていくという方法を取りました。亜鉛等のミネラルが欠乏していると味覚が異常になり、ジャンクフードばかりを美味しいと感じてしまうため、味覚を戻すためのミネラルを補給させようと考えたのです。

そのアプローチは功を奏し、こうちゃんの味覚は徐々に回復していき、ご飯が食べられるようになりました。そこから段階を上げていき、栄養分（特にミネラル）が豊富な食材やレシピを増やしていくことで、野菜やお魚までも食べられるようになっていきました。それにつれて、こうちゃんの様子はどんどん変わっていきました。

食事改善のアプローチをする前は、薬を服用させられていることについて「ぼくがバカだから飲むんでしょ。バカ薬だ」ととらえ、自己否定に陥っていました。ところが、食事改善を始めてからは考え方も前向きになっていき、「楽しい」「しあわせ」と表現するようになりました。そして、食事改善から一年後には、リスパダールの処方終了となりました。もちろん、薬がなくてもパニックなどの症状は出なくなりました。これがこうちゃんの事例です。

【コラム】現代食はミネラル不足

ミネラルは、神経伝達物質やホルモンなどを作る酵素を働かせるために、体にも心にも重要な栄養素であるにもかかわらず、便利になった現代食は、その加工工程でミネラルが流れ出てしまう要因が含まれています。実際に、コンビニ弁当や冷凍食品・レトルト食品・惣菜・持ち帰り弁当などに含まれるミネラルのうち、カルシウムやマグネシウム・鉄・亜鉛・銅を実測すると、そのほとんどは、厚生労働省が定める推定平均必要量にまったく満たないという実測値（「食品と暮らしの安全基金」調べ）が出ています。

（国光美佳『食事でかかる新型栄養失調』三五館、2010 年）

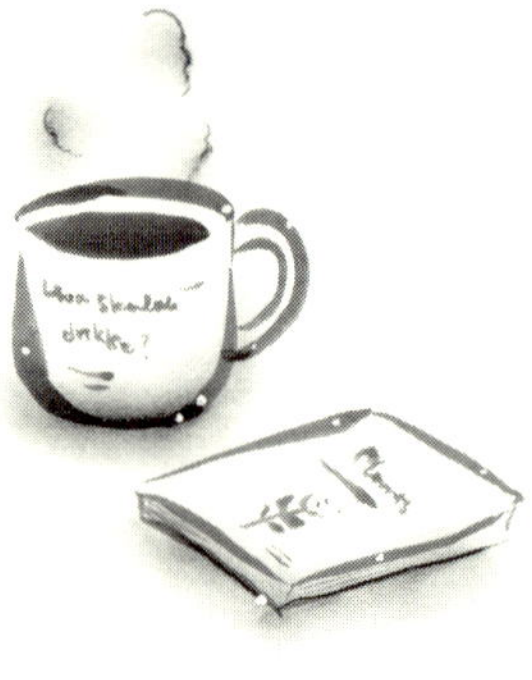

皆さんも少し想像してみてください。自分の子どもが、特定のスナック菓子とカップラーメンしか食べず、それを取り上げたり他の物を食べさせようとすると、パニックになったり怒り狂ったりして手に負えないという状況を。正直なところ「おかしい」「病院で診てもらうしかない」と思ってしまうことでしょう。そういうときに、診断と薬だけで一向に改善させられない専門家に出会うのか、本当の原因にアプローチできる専門家に出会えるのかで、子どもの未来は一八〇度変わってしまう可能性があるのです。

薬を抜くことの困難さ

国光さんが手がけてきた事例の中には、こうちゃんのように、すでに向精神薬を服用している場合も多くあります。個人差が大きいので、簡単だったと言う人も中にはいますが、すでに向精神薬を飲んでいる状態から減薬・断薬するプロセスは通常困難です。

たとえ見せかけ上であっても、薬によって症状が安定している場合、本人はともかく周囲がその安定を崩されることを嫌います。そのため、薬を止めないでほしい、減らさないでほしいというプレッシャーが襲いかかってきます。また、急激に薬を止めたり量を減らしたりすると、離脱症状を引き起こす危険性があります。離脱症状を「薬を飲まなかったからいつもよりも症状が出た」と解釈されてしまうことで、薬を止められないどころか増薬される場合すらあります。薬自体が不可逆的な反応を引き起こすこともあります。

つまり、いったん薬が入ってしまうと、本当に薬が必要だったのか、他の手段で改善できたのかを検証することが困難になってしまいます。薬を止めてリセットした状態にしようとしても、その状態が薬を始める前と同じとはかぎりません。実際、薬を止めたのに、以前は全くなかった不随意運動にずっと苦しめられている子もいます。

国光さんの場合、医師ではないため、減薬・断薬を勝手に指示することはできません。そのため、ちゃんと保護者と主治医の合意の下で薬を減らすようにしているそうです。やたらと薬を出して話を聞かないような医師は高圧的な態度であることも多く、合意を作るのは簡単な話ではないでしょう。

しかしそれでも彼女は、一日にエビリファイ3mg3錠、1mg1錠、コンサータ18mg1錠、27mg1錠、インチュニブ1mg1錠を同時に処方されていた小学生（診断はADHDと自閉症スペクトラム）を見事減薬・断薬に持ち込んでいます。その子はむしろ薬の服用中に暴れていたのが、断薬後に症状もなくなって落ち着いているそうです。

重要なことは向き合うこと

こういう話を聞くと、ミネラルさえ補給すればよいとか、減薬さえすればよいとか安易に考え、本質を理解せずに形だけ真似しようとする人が必ず出てきます。それだけでは決してうまくいかないでしょう。なぜならば、それらはあくまで「手段」であり、その手段を使って解決するのは当人だからです。手段が勝手にさまざまな問題を解決してくれるわけではありません。

以下は、国光さんから許可をいただいて引用する事例です。部分的な引用にしようかと思いましたが、保護者がどのように問題に向き合っていったのか、その過程がよくわかるため全文引用いたします。

はるや君◆精神遅滞、広汎性発達障害

幼い頃は、多動が激しく、いっときも目が離せなかったはるや君。

しかし、小学校入学前に、食の取り組みもしている島根県出雲市の「ゆめの森こども園」に通い始め、園でも家庭でもミネラル補給を始めると、睡眠が安定し、次第に生活に落ち着きがみられるように。

小学1年生までは、問いかけの言葉にオウム返しで答えるなどの言葉の遅れや、くるくる回る常同行動もみられましたが、それらも消え、目を合わせるようにもなるなど自閉的傾向はみられなくなっていました。3年生になると言葉によるコミュニケーションも発達し、意志疎通もスムーズになっていたのです。

「たった2年でここまでくるとは思いませんでした」とお母さんが驚くほどの劇的な変化でした。

●引越しで急変

しかし、4年生になったばかりの昨年〔二〇一六年〕4月、お父さんの転勤に伴う引越しを機に、はるや君に異変が起きます。

転校先の学校で、暴言を吐いたり、学校から飛び出したり、空き部屋に閉じこもったりするなどの言動が頻発し、お母さんは毎日のように学校から呼び出されるようになったのです。お母さんは、当時のことを次のように話しています。

「とにかく生徒さんが多い学校でした。転校後も支援学級に通いましたが、今まで1クラス4〜5人に先生2人で2クラスだったのに、転校先は1クラス10人前後で5クラス。先生方も大変そうでしたし、給食の時間も、支援学級の子どもが全員一緒に食べるので大変な状況だったのです。

はるやは、先生が他のお子さんを叱っている声に自分が怒られているように反応することもありました。急激な環境の変化に、学校では『自分以外、みんな敵』のような感覚に陥ったのだと思います」

発達障害の診断が出るお子さんの中には、はるや君のように新しい環境に戸惑ったり、他人同士のやりとりを、そのまま自分に向けられた言葉と受け止めたりしてしまう傾向がありますが、はるや君の混乱、暴言、パニックはこれまでにない姿でした。

「もう毎日、いつ学校から呼び出しの電話がかかってくるかとひやひやしていました。小学校に上がる前も、動きが激しく大変でしたので、一瞬、当時に戻ったかと思いました。

反抗的な言葉も出て、どうして？と戸惑いました。放課後に飛び出して、警察を呼ぶ騒ぎになったこともあり、以前の『やさしいはるや』はどこへいってしまったのかと途方に暮れた時期です」

●クスリが処方された

学校では教師が腫物にさわるような状況が続くなか、お母さんは、支援学級への転校の際にかかわった教育委員会の先生から病院へ行くことを勧められました。

6月、受診すると問診の後に処方されたのが、抗精神病薬「エビリファイ」でした。エビリファイは統合失調症の治療薬で、医薬品添付文書には、「自殺企図」「不眠」「妄想」「認知症」「低血糖」などの副作用が記載されています。

小学生にエビリファイが処方されたことに驚きますが、お母さんによると、医師は、「副作用に食欲が増したり、太りやすくなったりすることがあるけれど、処方量はごく少量なので副作用は出ないでしょう」と説明。

当時の処方は0.03gでしたが、飲ませた翌日は、学校でも落ち着いて過ごすことができ、暴言や脱走もなく、教師もびっくりするほどの効き目でした。「飲んでいると、違いますね。我慢できるレベルが上がります」と言われました。

「ごく少量なのに、どうしてこんなに効くのか本当に不思議で、こんな量でここまで変わることが怖くも感じました」とお母さんは振り返ります。

お母さんは、クスリの副作用への心配もあったものの、処方前のはるや君の状況を考えると、クスリを止める決断はできず、不安を抱えながら半年が経過。

昨年12月、お母さんはゆめの森こども園の前島由美先生に電話し、エビリファイを飲み始めていることを話しました。

●断薬へ向けて

話を聞いた前島先生は、ゆめの森で「エビリファイ」を飲みながら毎日リストカットを繰り返していたかなちゃん（本誌（『食品と暮らしの安全』）320号）のことが頭によぎり、「クスリはやめよう、再びミネラルを増量してがんばっていこう」と提案。その日のうちに、お母さんから私（国光さん）のところに連絡がありました。

「以前はこの子の状態を良くしていくためにミネラル補給を始めました。今度は、この子のクスリを止めるためにミネラルを増量したい。半年間クスリを飲ませてきたけれど、やはり食事で解決策をつかみたいのです」

家庭でのミネラル補給は続けていましたが、引越し前後の忙しさで補給量は少なくなりがちに……。ゆめの森こども園では放課後のおやつがおにぎりや味噌汁だったのに、転居先の放課後デイサービスではスナック菓子が主で、ミネラル補給が難しかったことなどを振り返りました。

そこで、親子のかかわりをさらに濃密にするための、『お風呂療法』や、些細なこともほめていく『ほめほめ大作戦』も並行しながら、年末の26日にミネラル増量をスタート。

イワシ・あご（飛び魚）・昆布の粉末（『天然だし調味粉』）、これらを煮出した液体だし（『無添加白だし三合わせ』）、エキストラバージンオリーブオイルを毎食、小さじ1～2杯以上使っていくことにしました。

最初の1週間は、「冬休みで家にいるからか調子がいいです。兄弟とのトラブルもあまり起こしていないです」との報告。

お母さんも一緒にミネラルスープを毎日2杯飲み始めて1週間、親子ともに調子が良い状態になった1月、ついに断薬に踏み切りました。

断薬に関しては、主治医からも「学校の先生と相談して落ち着いている時期に、止めてみてもよい」と了承を得ていました。

●クスリはやめたものの

しかし、3学期が始まると、はるや君に再び異変が起きました。

「学校の通常授業が始まり、また強めのイライラが出たらしいのです。教師から『クスリをやめているせいかも』と言われましたが、『まだ3学期が始まったばかりでリズムもできてないし、もう少しクスリなしで様子を見ていきたい』と伝えています」とお母さん。

しかし、断薬から1ヵ月が経ち、行事の練習など生活リズムが忙しくなると「調子がガタガタと崩れてきています。学校からの呼び出しも頻繁になってきました。今週は毎日でした。昨日も今日も学校から飛び出して、先生方が探すといった状況です」

学校でのトラブルは先生と話し合い、はるや君の理由や思いに寄り添うよう話し合いを重ねていきましたが、毎日のように学校から「はるや君がパニックを起こして泣いて怒っているので迎えにきてください」「怒って教室から逃げ出しました」と連絡が続きます。

さすがにお母さんも「今日も暴れないかな。みんなに迷惑かけないかな。外に逃げないかな。本当にクスリをやめてよかったのだろうか」と心が揺れました。

●学校での理解を求めて

学校からは「やっぱりこれだけ混乱したり暴れたりするのでは、はるや君自身がしんどいのではないか、勉強に身が入らないのはもったいない」と、クスリと上手く付き合っていく方向があることも言われました。

お母さんは、「クスリを飲み続けた場合の未来だけでなく、止めた場合の未来も見たいと思います。もし微量のクスリで元気にやっていけるなら、飲ませた方がずっと楽なのかなどと弱気な自分も出てきてしまいます。でも、やはりクスリから守りたいから、まだまだ挑戦はこれから。毎日葛藤でも、いつかトンネルは抜けるはず！」と気持ちを奮い立てながら日々を過ごしていきました。

当時のはるや君は、断薬の後の離脱症状の可能性が考えられたので、ミネラルの増量をさらに強化しつつ、レシチン量をゼリータイプの『アルファベスト』で増やし、さらにゆめの森こども園でも使っているＤＨＡ、ＥＰＡのサプリメントで良質の魚油も加えていくことにしました。

やがて、家庭では成果が出始め、学校でのトラブルの回数も少しずつ減り始めました。それでも、教師はクスリを飲まないことに疑問をもっていると感じたお母さんは、思い切って手紙を書きました。

「先生、クスリを飲んでいたはるやと今、クスリを飲んでいないはるやを比べるのではなく、飲んでいなかった4月、5月のはるやと比べてください。1学期に比べ、ずいぶん成長したように感じられるのです。クスリを飲んでいなかった夏休みは、家庭でも何度か荒れる場面がありました。でも、クスリをやめたこの冬休みは、夏休みに比べて数倍落ち着いていたのです。

環境に慣れてきたこともあるかもしれませんが、落ち着いてきている本人をみて、クスリの副作用などを考えると、いくら信頼する医師が勧めてくださっても抗精神病薬を飲ませ続けることには、やはり抵抗があります」とお母さんの胸の内を伝えたのです。

お母さんの正直な思いを伝えていくことで、教師とも心を開いて話せるようになり、クスリに関する教師の理解も深まり、家庭と学校、放課後デイサービスの連携が円滑になっていきました。

そして3学期が終わるころには、はるや君は、落ち着いて過ごせるようになったのです。「今日は、学校の行事がありましたが、荒れることなく最後まで参加できました」とうれしい報告。

春休みには、「はるやは変わらず好調です！　攻撃的なことも一度もありません」

電車の好きなはるや君の関心をさらに広げてやれるようにと、ご両親ははるや君の一人旅を計画。入念に準備して送り出した結果、はるや君は、電車を乗り継いで4時間の一人旅を見事、達成しました。

「途中の駅のホームでは予定通りはるや希望の立ち食いうどんも食べて帰ってきました。学校から脱走して、大変な思いをしていた当時の姿はもうありません。もう大丈夫！　本人の成長ぶりがうれしく、断薬を乗り越えられたと思っています」

現在5年生のはるや君は、笑顔がたくさん見られるようになり、学校の生活にすっかり慣れ、いろいろなことに対する意欲も出て、楽しく過ごしています。

●心が折れそうになっても

家庭での断薬ができても、「クスリをなぜ飲ませないのか」「お医者さんが出しているのだから、飲んできた方が本人のためになるのでは」という考えの先生との間に立って悩み、苦しむお母さん方は少なくありません。

はるや君のお母さんは、「断薬に向かう過程も、その後も、理解のない環境だと本当に心が折れてしまうし、どうしていいのか、何が正解なのか分からなくなってしまいます。でも、食でしっかりと支えられ、この状況が離脱症状だと、クスリに対する正しい情報を前島先生や国光さんと共有できたことで、迷いや心のゆれも乗り越えることができました。はるやのクスリをめぐる体験が、みなさんの役に立てたらうれしいです」と語ってくださっています。

さらにお母さんは「学校の先生もまた、はるやのためを思ってクスリを……と考えられるのです。子どものためを思う気持ちは一緒なのに、方向が違うことがもどかしく感じましたが、こちらの本音も伝え、かかわる大人がしっかり信頼し合い、連携していくことも重要なことだと改めて感じました。

断薬後に荒れた時期には、教育委員会から、学校の先生と一緒に主治医に相談に行くようにと言われたこともありました。そのとき医師は『現場でできることがもっとあるのではないですか？　すぐに病院を頼るのはいかがなものですか？』と言ってくださって、びっくりしました。エビリファイの処方には疑問を感じますが、医師の言葉に共感した一場面です」と話しています。

子どもにかかわる大人は、向精神薬への正しい知識をしっかりと得て、子どもたちの将来のために必要な対処法を見極めていかなければならないと、改めて感じています。

国光美佳（「子どもの心と健康を守る会」代表）

（出典：「小学生に抗精神病薬——はるや君の報告」『食品と暮らしの安全』、二〇一七年六月号（三三八号）、二六－二九頁）

紹介した事例はごく一部です。もっと事例をお知りになりたい方は、彼女の著書『食べなきゃ、危険！——食卓はミネラル不足』（三五館）、『食事でかかる新型栄養失調』（三五館）、『キレなくなった子どもたち』（食品と暮らしの安全基金）、月刊誌『食品と暮らしの安全』の連載記事、子どもの心と健康を守る会のホームページなどをお読みください。

「理論上の発達障害」と「現実の発達障害」の違い

さて、このような改善された事例を紹介すると、どんな反論がくるのか予想されます。「いや、ミネラル不足が発達障害の原因になるというエビデンスはない」「栄養によって発達障害が治るというエビデンスはない」「発達障害とは先天性の脳機能障害だから栄養不足とは一切関係がない」「そもそも発達障害は先天性なので治るはずがない」「グルテン・カゼイン除去食が自閉症児に有効などという食事療法的なものは繰り返し登場するが全部否定されてきた」「個別症例でエビデンスはない」「エビデンス出せ」「エビデンスがー」……。

ですから、私はそこが議論のポイントではないと改めて申し上げておきます。純粋な発達障害なるものが正しく診断されている場合にかぎり、そのポイントで議論する価値はあるでしょう。しかし、それはもはや机上の空論なのです。想定された理屈上の発達障害（理論上の発達障害）という概念と、実際に発達障害と診断された人々の集まりである「現実の発達障害」という像が異なっているのです。お互い違う物を見ているから議論が噛み合わないのです。

栄養的なアプローチで治る人は本来発達障害に含めるべきでないでしょう。しかし、それが発達障害診断に混入されているのが現実です。少なくとも、発達障害診断を確定する前に、そのような状態を鑑別・除外するようなことはほとんど行われていません。

「食の改善？　そんなエビデンスがないことやっても意味がない」と否定するのは簡単です。でも、本人や親にとって大事なことは、エビデンスうんぬんよりも実際によくなるかどうかです。エビデンスと机上の空論に囚われている人は、理論上の発達障害と現実の発達障害の区別ができず、発達障害は治るはずがないという呪縛から逃れられないため、「発達障害と診断された人」が改善されている事実を認めることができません。一方、どれだけ批判されようが、現実に「発達障害と診断された人」を改善・治癒に導いている人がいます。どちらに耳を傾け、その意見や手法を採用するのかは皆さんの自由です。

検察官であるべきか弁護士であるべきか

紹介してきた事例は、食を含めた環境づくりがいかに重要であるのかを示唆しています。本来であれば、発達障害の診断を下す前に、投薬治療を開始する前にやるべきことでしょう。もしかしたら、それでも症状は改善・完治しないかもしれません。他に原因があるかもしれませんし、本当に先天的な脳機能障害という概念に当てはまる発達障害そのものであるかもしれません。

たとえそうだとしても、このアプローチは決して無駄なことではありません。なぜならば、発達障害の診断を確定するためには、同様の症状・振る舞いを引き起こすさまざまな別の病気や要因を除外していく必要があるからです。他の可能性をつぶすことはむしろ必須なのです、それが現実になされているかどうかは別として。

一見して発達障害と思えるような症状・振る舞いがあったとしても、その原因はさまざまです。ざっと挙げるだけでも以下のような原因が考えられます。

A・遺伝的な理由による脳の何らかの異常
B・遺伝が原因ではない先天的な脳の何らかの異常
C・アレルギー
D・食生活の問題（ジャンクフード、添加物、砂糖過量摂取、栄養失調・偏重）
E・腸の問題（リーキーガット症候群、便秘、悪玉菌の異常増殖）
F・栄養吸収を阻害する何らかの身体的要因
G・血糖値の異常（低血糖症、糖尿病、血糖値調整機能の問題）
H・咬合関連症候群（噛み合わせの異常に関連して起こるさまざまな症状）
I・骨格の歪み
J・首こり、肩こり
K・中耳炎
L・その他の身体的要因
M・服用している薬の副作用
N・化学物質の影響
O・電磁波、低周波音などの環境汚染
P・テレビ、スマホ、ゲームの影響
Q・教育上の問題（段階の飛び越し、理解できない単語など）

R・愛情不足、過干渉、虐待など子育ての問題
S・単に知らない、慣れてないことによるコミュニケーションのスキル不足
T・いじめ等の抑圧的な人間関係、ストレスの強い環境
U・単なる個性の範疇（特性が受け入れられない不寛容な環境）
V・発達の速度の個体差
W・その他多数

発達障害と想定されているのは基本的にAとBです（先天的とは必ずしも遺伝的とはかぎらないことに注意）。本来、発達障害ではない要因（C以下）を鑑別・除外することが必要です。現実的には、AとBだけに正しく限定されて診断が下されるということなどありえないでしょう。特に、チェックリスト診断だけですぐに診断を下すような医師の下では、C以下が相当数混入されているはずです。

発達障害は、今や精神科のみならず、小児神経科や小児科でも診断、治療されていますが、それぞれに傾向があります。身体的検査を基本とする小児科医と比べ、問診やチェックリストを重視する精神科医は、他の身体的要因を積極的に検査して除外するという視点や能力に欠ける傾向があります。精神科医は、身体的要因を鑑別するというよりも、他の精神疾患や発達障害といかに鑑別するかという視点に凝り固まっています。

何よりも、医師の基本的な姿勢によって発達障害の診断率が変わってきます。ある医師は、発達

障害をいかに見つけ出すかという視点で診察をします。これは、その人物が犯人であることを示す証拠で固めていく検察に近い視点です。一方、別の医師は、いかに発達障害ではない可能性を見つけるかという視点で診察をします。これは、弁護士に近い視点です。

発達障害診断においては、検察官的視点よりもはるかに弁護士的視点が重要です。冤罪は取り返しがつかないからです。栄養状態を改善したら解決したはずなのに発達障害のレッテルを貼って向精神薬を飲ませるということは、真犯人が別にいるのに冤罪被害者を刑務所にぶちこむようなものです。実際のところ、早期発見至上主義における発達障害診断は弁護人不在の刑事裁判のようです。検察側がまともであればまだ救いもあるのですが、その望みは薄いです。証拠が不十分のまま、あるいは捏造して起訴するようなデタラメ検察官がいるのに、誰もその暴走を止めない、止められないのです。

では、弁護士的視点を持った医師とはどんな医師でしょうか。米国には、隠されている身体的要因を見つけ出すことを専門にしている医師がいます。たとえば、*NO MORE ADHD* の著者であるメアリー・アン・ブロック（Mary Ann Block）博士は、安易な診断や投薬に反対し、多動を引き起こしている原因を見つけるために徹底的な検査をします。これこそが発達障害者支援において医療の果たす役割だと私は思います。

日本でも、腸の問題を検査する医療機関、毛髪分析で栄養状態や重金属の影響を調べる医療機関、血糖値の変動を長時間かけて検査する医療機関等もあります。このような医療機関で、精神障害や発達障害と診断されていた人が本当の不調の原因を見つけ出し、正しい原因に対する正しいアプローチで改善した例がいくつもあります。発達障害の診断はスティグマとなるため、冤罪防止のための弁護士的視点を持った医師がもっと増えるべきです。

もしも医療にかかるのであれば、発達障害診断に対して慎重派の医師を選ぶべきです。そして、問題とされる症状や振る舞いを引き起こす原因となっている身体的要因を見つけ出す、という視点と力量を持った有能な医師にかかるべきです。

発達障害探しよりも発達支援を

決して安易なチェックリスト診断に頼らない本物の医療は必要です。しかし、医療よりも前にできることはたくさんあります。他人と異なる振る舞いを、すぐに医学的な問題であると周囲がとらえてしまうことで、過剰に医療につなげてしまう問題が起きています。本来医療が解決すべきではない問題まで医療に押し付けることになります。たとえば、教え方が悪いために子どもが集中できないという、本来教育者が解決すべき問題を医療に丸投げしてしまうと、誤って学習障害のレッテルを貼られたり、不必要な患者であふれて、本当に医療が必要な人に行き渡らなかったりしてしまいます。

専門家や薬への過剰な期待や発達障害への不安が煽られることで、このような過度の医療化*21が進みます。発達障害者支援が先行する米国では、製薬会社と結託したアメリカ型精神医学の影響を直接被り、ＡＤＨＤの過剰なレッテル貼りや薬漬けという社会問題を引き起こしました。一方で、その反省から子どもへの薬物治療が見直され、必ずしも医療に頼らない多職種連携による発達支援が進められています。

日本で進められている発達障害者支援と、米国で行われている発達支援とは全く別物です。米国は州による違いが大きく全てひと括りにはできないため、たとえばカリフォルニア州における発達支援を例に挙げます。

日本では、発達上の問題というよりも「障害」という認識で発達障害がとらえられ、医療や療育にお任せして子どもを何とかしてもらうという姿勢が基本にあります。一方、カリフォルニア州では、ユニークな子どもと家族を支援するという姿勢が基本であり、家族サポートが先行します。セラピストが発達支援についての知識・環境設定、関わり方のノウハウを親に教えます。学ぶのはむしろ、一緒に過ごす家族や学校側になります。

カリフォルニア州では、発達支援費用は全て公費で賄われ、担当ケースワーカーが窓口となり、療育センター、セラピスト、幼稚園や学校の先生、医師などと常に連携して、チームとして家族を長期にわたって丸ごとサポートする体制になっています。副作用のある薬物療法に頼らなくとも、

＊21――本来は医療的問題でなかったものが医療の対象とされるようになること。

「正しい知識・環境設定・合理的配慮」によって身体に害を及ぼさない発達支援が可能となっているのです。

鍵を握るのは、このような発達支援ができる専門家が今後日本でどれだけ育つかです。また、発達障害の診断が前提となるような支援体制を改めなくてはなりません。さもなければ、このまま魔女狩り的な発達障害探しは加速していくでしょう。

あるべき支援の姿とは？

今まで触れてきたような成功している諸外国の取り組みや理念を参考に、発達障害者支援の理想の姿を描いてみましょう。発達障害の診断が前提とならず、単純に本人や家族が困難を抱えているところに焦点が当てられ、そこを解決するためにさまざまな視点や技術を持った人々が連携する形でサポートされるという体制を想像してみてください。そして、本人や保護者こそが主役となり、その意思が十分に尊重される形でそのサポート体制が作られるのを想像してください。これを現在の発達障害者支援と比較するために、その構造を図にしてみます（図12）。

図に表すとわかるとおり、構造が全く違います。現在の構造は医師がトップに立った階層構造で、この階層構造は日本社会全体に及んでいるため、改革は容易ではありません。それは、社会の仕組み、そしてわれわれ一般市民の生き方や価値観までも変える必要性があることを示しています。

図 12　発達障害者支援の現在と理想像

現在の支援の構造

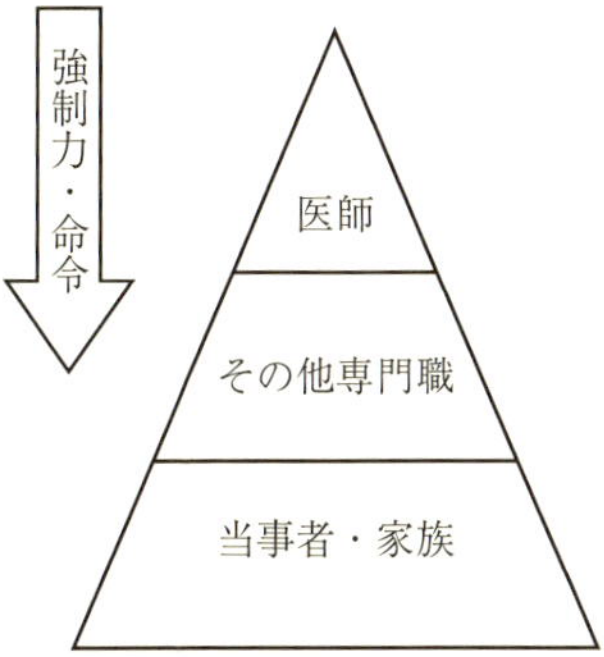

・医師がトップに立った階層構造
・他の専門職は医師の指示の下に動く
・診断が前提となり、絶対視される
・当事者・家族は一番下の階層
・サポートではなくしばしば強制力を伴う命令
・一般社会と切り離した上での措置

理想的な支援の構造

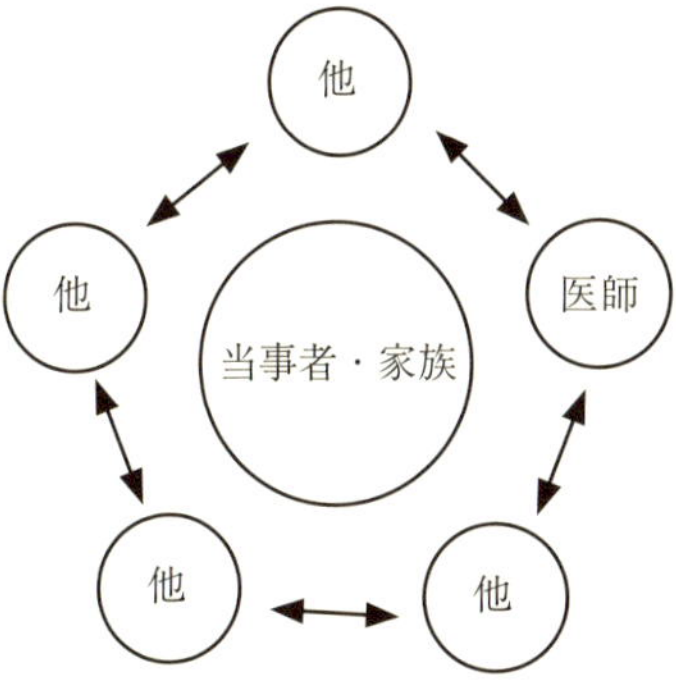

・主人公は当事者であり、それを支える多職種のチーム体制
・医師とその他専門職は対等な関係であり、医療の果たす役割は小さい
・サポートの選択や受け入れはあくまでも当事者が決め、強制力はない
・十分な選択肢やインフォームド・コンセントがある
・社会の中でのサポート体制

基本的方針の提案

目指すゴールがわかっていたとしても、誤った計画を立てると決してゴールにたどり着けません。わかりやすい例を挙げます。精神科病院での長期入院が目立ち、地域移行がなかなか進まない日本では、単科精神科病院をなくしたイタリアの取り組みや、患者との対話や常に本人を交えた決定プロセス等で目覚ましい成果を上げている北欧発祥の「オープン・ダイアローグ」がしばしば注目されます。しかし、患者主体という本質を理解せず、そのうわべの形式のみを、医師を主体とする従来の階層構造の中に取り込もうとする動きがあります。この試みは確実に失敗します。

正しい計画を立てるためには基本的な方針が先に必要となります。ここで私はある方針を提案しようと思います。最初は突拍子もないように聞こえるかもしれません。しかし、ぜひ最後までお読みいただいた上で、読者の皆さんにとってそれを採用するに値するかどうか判断いただければと思います。

その方針とは、「発達（障害）支援の分野から、精神医学的なイデオロギーや実践を排除する」というものです。

おそらく、この短いフレーズだけでは真の意図が伝わらないかと思います。そのため、私が日本支部の代表を務める市民の人権擁護の会の目指す目的と、われわれが理想として掲げる、あるべきメンタルヘルスの姿について説明いたします。

市民の人権擁護の会

市民の人権擁護の会は、一九六九年にサイエントロジー教会とトーマス・サズ博士（精神医学名誉教授：故人）によって設立されました。日本支部は一九九二（平成四）年に設立されました。

この「市民の人権擁護の会」という日本名だと、色のある人権団体を連想してしまいそうですが、英名（Citizens Commission on Human Rights）からの正しいイメージは、「人権に関する市民の委員会」というものです。しかし、なぜ「人権」なのでしょうか。

設立当時、日本だけでなく世界中で、精神科の患者は施設に収容され、すべての憲法的権利、公民権、人権が剥奪されていました。現在でも、もっとも人権がないがしろにされている分野こそが精神医療であるという事実は変わりません。会の目的は、精神医療の現場における人権侵害を調査・摘発し、精神医学を法の下に戻すことでメンタルヘルスの分野を正常化することです。

精神医学を法の下に戻すという表現はわかりにくいかもしれませんが、精神科医がどれだけやりたい放題できているのかという現状を考えていただくと理解の助けになると思います。根拠のないデタラメ投薬によって死亡させたとしても、何の根拠もなく妄想と決めつけて正常な人を強制入院させたとしても、精神科医が刑事事件として起訴され、有罪になることはありません。一般人が同じことをしたら殺人罪や逮捕・監禁罪等の凶悪犯罪として扱われますが、彼らはそのように扱われません。要するに法律や憲法すらも超えた存在です。医療行為と言い張れば、根拠を示さずともどんなデタラメも許されるという彼らの特権を剥奪し、法律で取り締まれるようにするというのがわれわれの目的です。

われわれは常に精神医療に対して批判的であるため、「精神科、精神科医を全否定する団体」「薬物治療を全否定する団体」というイメージを持たれがちです。しかし、われわれは「精神科医」という肩書きを持った人を無差別に攻撃するのではありません。攻撃の対象は、根拠なく人を選別し、人権を奪い、拷問・虐待に等しい治療で人を無気力に追いやってきた精神医学的なイデオロギーや実践です。精神科医という肩書きがあっても、そのイデオロギーや実践と決別し、人道的な治療を行っているような医師には敬意を払いますし、そもそも共同設立者であるトーマス・サズ博士自身も精神科医です。

また、われわれは薬の否定が目的でも活動の本質ですらもありません。われわれが問題視しているのは、向精神薬そのものというよりも、以下について情報がないまま薬物治療がなかば強制されていることなのです：

（A）公平で矛盾しない医学的見解による、既知の薬物や療法に対する危険性

（B）薬物を処方した診断書の医学的妥当性

（C）薬物を使わないすべての療法（原則的にインフォームド・コンセント）

（D）有害と見なされるどんな療法も拒否する権利

http://www.cchr.jp/about-us/what-is-cchr.html

当会は薬の問題というよりも人権の問題に取り組んでおり、向精神薬による健康被害とは、人権問題から派生した一つの問題とみなしています。精神医療問題は、突き詰めると全て人権の問題に行きあたります。だからこそわれわれは会の名に人権を謳っているのです。

もしも上記（A）～（D）について十分に情報が知らされ、それでも向精神薬による治療を選択するのであれば、当会はその人の意思、決断を尊重しますし、それについて口出ししたり、否定したりする権利はわれわれにありません。

精神医学的イデオロギーとの決別

現代精神医学は、その名前から連想されるイメージとは逆に、いわゆる一般に「精神」や「心」あるいは「魂」と呼ばれる概念を否定する唯物論に基づいています。中でも、生物学的精神医学は、脳＝心という発想に基づき、脳に対して物理的なアプローチ（薬物、電気ショック等）で人間の心や思考を変えようと努力し続けてきました。

それが単なる「科学上の仮説」ですめば問題はありませんでした。仮説を立ててそれを確かめることが科学の基本であるため、仮説を立てるというプロセス自体は悪いことではありません。問題は、そこに差別的な思想が入り込み、特殊な強い権限を持つようになったことにあります。

思想の自由は憲法でも保障されていますが、危険な思想が影響力や権限を持ってしまうと社会は混乱に陥ります。優生思想が法律になったのはわかりやすい具体例です。

精神医学はいまだに仮説の域を出ていません。精神障害の原因を脳に求め、今までありとあらゆる研究、実験を行ってきましたが、原因の特定はできず、客観的な診断手法も存在しません。そこで、できることできないことを自覚した謙虚な姿勢で人に接するだけであれば特段害はないはずでした。ところが、精神医学はメンタルヘルスの分野をほぼ独占し、精神科医は唯一の専門家として他人に対して診断を下し、それを基にその人の人権を剥奪でき、虐待・拷問に等しい治療を強制できる権限を持ってしまいました。

強い権限にはそれに見合うだけの能力と責任を伴わせなければなりません。さもなければそれは暴走するからです。そして実際に暴走しているのが精神科医です。彼らが他人を強制的に入院させたり縛り付けたりできるライセンスである精神保健指定医の資格も、取得段階での不正が横行し、前述したように八九人もの精神科医が処分されるという前代未聞の事件が二〇一六（平成二八）年に起こりました（九五頁参照）。それだけでも精神科医たちがその強い権限を持つに相応しい存在であるかどうか一目瞭然です。一番大事な人権意識や順法精神すらない人々が資格を不正に取得し、業務に当たっていたのです。

メンタルヘルスという領域において、精神医学ではない効果のある実践などいくらでもあるのです。「医師」という肩書きがなくても、「医療」というカテゴリーでなくても、できることはたくさんあります。ところが、今の日本では、精神科医による判定や指示の下でないと何もできないという状況があります。少なくとも、精神科医の指示に逆らうのは非常に困難だと言えます。

本当に効果のある実践が普及するには、精神医学的イデオロギーと決別し、精神科医に与えてしまった特権を見直す必要があります。彼らが発達障害者支援を含めたメンタルヘルスの分野を独占するかぎり、その現状は変わりません。

だからこそ「発達（障害）支援の分野から、精神医学的なイデオロギーや実践を排除する」という方針が必要なのです。もちろん既得権を打ち破ることは簡単ではありませんが、まずはそういう考えを皆に共有してもらうことが第一歩となります。

そして、これは私たちにとって自分たちの責任に向き合うプロセスでもあります。今まで「専門家」に丸投げすることで放棄してきた責任があります。精神医学的イデオロギーによって責任が奪われてきたとも言えますが、私たちが責任を放棄したからこそ、そこに入り込んできたとも言えます。精神科医が悪い、薬が悪い、と言うのは簡単ですが、それに付け込まれた自分を含めた社会の責任に向き合うことが重要です。

発達障害バブルの暴走を止める唯一の方法

発達障害バブルの暴走は、制度そのものが変わらないかぎり止まることはなく、根本的な解決に向かうことはないでしょう。制度を変えるという合意が形成されないかぎり、私が提案するような基本的な方針も決して受け入れられることはないでしょう。

通常、法や制度を変えるには、長期間の地道な啓発活動が必要だと信じられています。しかし、必ずしもそれは真実とはかぎりません。よくも悪くも「報道」次第で状況は劇的に変わります。報道で火が点き、世論のうねりが生じれば、たった一つの事件でも法律は変わります。逆に、いくら悲惨な事件が起きようとも、世間に認知されなければ法改正には結びつきません。

歪められた発達障害者支援、デタラメな精神科治療による犠牲者は、単に世間に知られていないだけで無数に存在します。本格的に調べたら専門家のスキャンダルや犯罪行為も見つかるでしょう。恐らく、本書を手に取った読者の中には、とても他人には言えない、言っても信じてもらえないような体験をした方もいらっしゃるでしょう。また、職場等において、精神科医の不正・犯罪を目撃してしまった関係者もいらっしゃるでしょう。そのような方々が勇気を出して声を上げることで状況は変わります。

私は、今まで精神医療被害者や遺族、内部告発者の声を拾い上げ、適切な行政機関につなげたり、報道機関と共に動いたり、議員らに実態を伝えたりすることで、摘発や報道、制度改正に結びつけてきました。声が上がってくるためには、啓発が鍵となりました。啓発活動は、単なる知識の啓発で終わったら意味がありません。そこからどう行動に結びつくのかが重要です。

以前から発達障害の診断や治療、支援の在り方に疑問を抱いていた方は潜在的に数多くいらっしゃると思います。しかし、具体的に何がおかしい、どこをどのように改善すべきだという指摘ができず、行動に結びつかなかった人も多いでしょう。そのような人が本書で得た知識や視点を活用することで、世間に蔓延している専門家への幻想や早期発見至上主義を打ち破っていただくことを期待しています。

さまざまな専門職から声が上がることも重要です。医師の立場から、教師の立場から、弁護士の立場から、行政の立場から、議員の立場から等々、現行の発達障害者支援に対して疑問の声が上がれば、制度の見直しも現実的になってきます。声が上がらないかぎり、被害はなかったものとされます。問題はないとみなされます。被害の実態をご存知の方は、ぜひしかるべき行政機関や議員、マスコミ、団体等に伝えてください。

声を上げ、摘発や制度見直しに結びつけることのみが、発達障害バブルの暴走を止める唯一かつ効果的な手段です。本書がその第一歩となることを願います。

最後に

発達障害者支援が暴走し、一部魔女狩りと化している現実を皆さんに知っていただいたわけですが、これはもはや誰にでも関わる問題となっています。直接自分が関係しなくても、家族や友人が巻き込まれることもあるでしょう。身を守る術を自分自身が身に着けると同時に、他の人にもその術を与える必要があります。そこで、何に対してでも応用できる、身を守るための基本的な心得を示し、本書の括りとします。お役立ていただければ幸いです。

身を守るための基本的な心得

1・使える知識を持つ

知識がないと不安定になります。物事がわからないからこそ、そこに責任がなくなり、専門家にお任せ状態になってしまいます。おかしいと思っても何も反論できなくなります。ですから、知識を得るというのが最初のステップです。

本書を読むことは知識を得るための手段の一つになります。ただし私は、この書籍を信じろ、などとは決して言いません。お願いしたいのは、本書で得た知識について、その情報ソースを確認したり、別の視点で観察したり調べたりすることで、「使える知識」にしてほしいということです。読んだだけ、聞いただけの知識は使えません。しかし、自分で確かめてそのとおりだと確信した知識は自分のものとなり、使える知識となります。

2・常に確認し、根拠を示させる

「支援級から普通学級には戻れない」「薬を飲まないと学校に来てはいけない」などと教師から言われることがあります。そんなことを言われてしまったら、従うしかないと思ってしまいがちです。一般的に、公務員とやり取りをすると「〜という決まりになっています」「〜はできないことになっています」などという表現が多用されます。私は、そういう言葉を聞くと「勉強不足ですみません。それは知らなかったです。ちゃんと知りたいので、どこの法令にそれが示されているのか教えていただけますか」と必ず確認するようにしています。何ができるのか、何ができないのか、それがどのように書かれているのかを確認することで次のステップに進めるからです。

しかし、驚くことに、その根拠がなかったということにしばしば遭遇するのです。本当は単に仕事をしたくないのでできないと言ったのかもしれませんが、勝手にそう思い込んでいたとして謝られた経験は何度もあります。

これは、学校とのやり取りにも応用できます。こんな事例がありました。就学時に知能検査でひっかかり、一年生から通級指導を受けていた子がいました。ていねいに指導する学習塾で学力をつけ、通級では物足りなくなったために普通級に戻りたいと本人と保護者が学校側に意向を伝えたら、校長や教育センターの専門家まで出てきて猛反対されました。そんなことできないと言い張る彼らに対して、できないという根拠となる法令を教えてほしいと保護者からシンプルに質問させたところ、効果はてきめんでした。その子はその後、普通級で学び、人気のある地元公立高校に無事入学しています。

何の根拠も示さない口頭でのやり取りは注意が必要です。特に権利制限に関わるようなものは、その根拠を確認することなく受け入れてはいけません。常に、常に、常に、根拠を示させるようにしてください。

3・決断の拠り所を「権威」や「多数派」のみに求めない

こと日本人は権威と多数派に従ってしまう傾向にあります。判断基準が「皆がそうしているから」「偉い人がそう言っているから」となってしまっている人も多いでしょう。たしかにそれは処世術の一つではあります。そこそこ無難に人生をこなせてしまうかもしれません。しかし、世の中は残酷です。栄華を誇った大手企業が見る影もなく落ちぶれることが当たり前の時代です。皆と同じようにしていたら、皆で仲よく転落することもありうるというのが本当の姿です。

権威や多数派が常に間違っていると言いたいのではありません。それだけを拠り所にしてしまった場合、もはや自分で判断する能力も責任もなくなってしまうのです。自分の人生なのに自分に責任がない状態になってしまいます。このままではいずれどこかの時点で失敗するでしょうし、失敗したら誰かのせいにし続けるでしょう。

もちろん最初から全てにおいて正しい判断・選択ができる人など誰もいません。間違った意見を取り入れることも多々あるでしょう。分岐点は、何かおかしいと感じたときにすぐに対処するかどうかです。権威や多数派を妄信するあまり、違和感を覚えながらもそれを抑え込んでしまうようなことがあれば、悲劇へと発展する可能性があります。

自分を信じるのはある意味他人を信じるよりも難しいかもしれません。しかし、使える知識を持ち、常に人の意見ではなく自分の観察をとおして物事を判断することを繰り返すことで、おのずと自分を信じることができるようになるでしょう。

4・「信じます」「お任せします」はダメ

どんな分野であっても、専門家に依頼する際に全てを丸投げするのはよくないことです。観察し、信頼に足るのかを判断し、自分の責任で依頼することが重要です。その際、不明な点、納得がいかない点は必ず確かめるようにしましょう。「知らない」「わからない」「難しい」を言い訳に無知のままでいることは、責任の放棄、ひいてはその状況に対するコントロールの放棄になります。

丸投げしても結果的にうまくいくこともありますが、それはたまたまうまくいったというだけのことです。取り返しのつかない悲劇となる前に、その姿勢を改める必要があるでしょう。

5・決して自分の専門性は譲らない

親は、自分の子どもの「専門家」であり、教師は教育の「専門家」です。一方、医者は診察室でわずかな時間しかその子と接していません。専門外の情報に気づきを得ることはよいことですが、自分の専門性から感じた違和感のある情報・意見・評価をそのまま受け入れてはいけません。とことん納得できるまで確かめたときのみ、それは受け入れられます。

6・不必要に敵を作らない

闘うべきときは徹底的に闘うべきですが、不必要に敵を作るのは賢明ではありません。闘わなくてすむ相手と闘うことで時間も労力も割かれるようになります。最初からケンカ腰で接したら、相手は聞く耳も持たなくなるでしょうし、嫌がらせをしてもよいという動機を与えてしまうことになります。

理不尽な状況で被害に遭う人も多いのですが、被害者になる状況をわざわざ自分から作り出しているような人もいます。ちゃんと話し合えば味方になってくれる人まで、わざわざ敵にしてしまう人もいます。

不安やストレスが大きくなると、周囲が全て敵に見えるかもしれません。人生は全て悪いことばかりだと思えるかもしれません。そういうときには、全てを同一視する思考から離れ、違いを見分ける思考が必要となります。

7・常に批判・否定してくる人に注意すること

この世に生きているかぎり、たとえどんな善行をしようとも必ず誰かに批判されます。もちろん、誤った道を進まぬように注意してくれるような建設的な批判もあります。しかし、自分が向上することよりも、他人の足を引っ張ることで相対的に優位に立とうとする人が一定数います。そういう人は、他人にどうしてもケチをつけたくてたまりません。厄介なことに本人は無自覚なので、自分は相手のことを思って注意してあげているとすら思い込んでいます。

建設的でない批判、根拠のない否定、匿名による誹謗中傷的な噂に対して耳を傾ける必要はありません。ただ、そういった批判や否定、誹謗中傷は必要以上に大きく感じてしまいます。誰もが恐れているネット炎上を引き起こしているのは、ネットユーザーのたった〇・五％だと言われています。本当に怖いのは炎上ではなく、それを恐れて何もできなくなることです。

他人の向上やそれに向けた努力を否定ばかりする人とは距離を置きましょう。それよりも他人の向上を喜んでくれる人と付き合いましょう。

■引用・参考文献

AFP BB News「英グラクソ、米で制裁　不正販売で二四〇〇億円支払いへ」二〇一二年七月三日（http://www.afpbb.com/articles/-/2887564 閲覧日：二〇一八年一〇月二〇日）

Block, Mary Ann, *NO MORE ADHD*, Block System, 2001.

boston.com "Tufts settles suit against doctor in girl's death for $2.5m"（http://archive.boston.com/lifestyle/health/articles/2011/01/25/tufts_settles_suit_against_doctor_in_girls_death_for_25m/ 閲覧日：二〇一八年一〇月二〇日）

CBS 60 Miniutes Report "What killed Rebecca Riley?" 二〇〇七年九月二八日（https://www.cbsnews.com/news/what-killed-rebecca-riley/ 閲覧日：二〇一八年一〇月二〇日）

CRN所長ブログ　二〇一八年四月一三日「何か変だよ、日本の発達障害の医療【後編】過剰診断・治療」（https://www.blog.crn.or.jp/chief2/01/47.html 閲覧日：2018年10月20日）

Frances, Allen・大野裕（インタビュアー）「〈インタビュー〉DSM-5をめぐって――Dr. Allen Francesに聞く」『精神医学』五四巻八号、二〇一二年、八一九-八二七頁

愛知県「薬物乱用防止協力に関する協定について」2018年6月8日（https://www.pref.aichi.jp/soshiki/iyaku/teiketsusiki.html 閲覧日：二〇一八年一〇月二〇日）

秋田県教育委員会「秋田県特別支援教育総合整備計画」、二〇〇九年三月

井上勝夫「特集　自閉スペクトラム症の臨床実践――過剰診断と診断見逃しのジレンマのなかで　自閉スペクトラム症診断における先入観の克服」『精神神経学雑誌』一一九巻一〇号、二〇一七年、七一九-七二六頁

医薬品医療機器総合機構「使用上の注意改訂情報（平成一八年一月一三日指示分）」（https://www.pmda.go.jp/safety/info-services/drugs/calling-attention/revision-of-precautions/0148.html 閲覧日：二〇一八年一〇月二〇日）

岩井一正「七〇年間の沈黙を破って――ドイツ精神医学精神療法神経学会（DGPPN）の二〇一〇年総会における謝罪表明　（付）追悼式典におけるDGPPNフランク・シュナイダー会長の談話

『ナチ時代の精神医学——回想と責任』(邦訳)」『精神神経学雑誌』一一三巻八号、二〇一一年、七八二‐七九六頁
岩手県「塩野義製薬株式会社との『子どもの未来支援にかかる連携・協力に関する協定』の締結について」平成三〇年五月一八日(http://www.pref.iwate.jp/dbps_data/_material_/_files/000/000/064/927/02sionogiseiyakutonokyoutei.pdf 閲覧日:二〇一八年一〇月二〇日)
岩手県議会「第二三回定例会会議録(第二号)」二〇一一年七月六日
大阪府「塩野義製薬株式会社との『子どもの未来支援』に関する事業連携協定について」(http://www.pref.osaka.lg.jp/chiikiseikatsu/hattatsusyogai_osaka/shionogi_kyotei.html 閲覧日:二〇一八年一〇月二〇日)
大類真嗣ほか「精神科医療機関における自殺の経験および自殺予防に役立っていると考えられる取り組み」『精神神経学雑誌』一一四巻一二号、二〇一二年、一四二〇‐一四二七頁
岡田尊司『発達障害と呼ばないで』幻冬舎、二〇一二年
奥村泰之・藤田純一・松本俊彦「日本における子どもへの向精神薬の経年変化——二〇〇二年から二〇一〇年の社会医療診療行為別調査の活用」『精神神経学雑誌』一一六巻一一号、二〇一四年、九二一‐九三五頁
外務省「児童の権利条約『同報告審査後の同委員会の最終見解(仮訳)(二〇一〇年六月)』」(https://www.mofa.go.jp/mofaj/gaiko/jido/pdfs/1006_kj03_kenkai.pdf 閲覧日:二〇一八年一〇月二〇日)
外務省「障害者の権利に関する条約」(https://www.mofa.go.jp/mofaj/files/000018093.pdf 閲覧日:二〇一八年一〇月二〇日)
加藤敏・十一元三・山崎晃資・石川元「座談会　いわゆる軽度発達障害を精神医学の立場から再検討する」『現代のエスプリ』四七六号、二〇〇七年、五‐三九頁
協会二〇年記念誌編集委員会『社団法人日本精神病院協会二〇年史』社団法人日本精神病院協会発行、一九七一年

久留米市保健所保健予防課精神保健チーム「久留米市の自殺対策『かかりつけ医・精神科医連携システム』」（http://www.chiyoda-kenko.jp/activities/items/h28report/13久留米市保健所.pdf　閲覧日：二〇一八年一〇月二〇日）

警察庁「自殺統計」二〇一七年

国光美佳『食事でかかる新型栄養失調』三五館、二〇一〇年

国光美佳「小学生に抗精神病薬の処方――はるや君の報告」『食品と暮らしの安全』、二〇一七年六月号（三三八号）、二六-二九頁

グラクソ・スミスクライン株式会社広告、『読売新聞』、二〇〇四年六月二二日、東京本社版朝刊一二版、三四頁

厚生科学審議会「感染症分科会予防接種部会日本脳炎に関する小委員会（二〇一二年一〇月三一日）議事録」

厚生労働省「NDBオープンデータ」（https://www.mhlw.go.jp/stf/seisakunitsuite/bunya/0000177182.html　閲覧日：二〇一八年一〇月二〇日）

厚生労働省「SSRIなど抗うつ薬6種類の『使用上の注意』改訂を要請」平成二五年三月二九日（https://www.mhlw.go.jp/stf/houdou/2r985200002ygw3.html　閲覧日：二〇一八年一〇月二〇日）

厚生労働省「新たに3物質を向精神薬に指定します」平成二八年九月一四日（https://www.mhlw.go.jp/seisakunitsuite/bunya/kenkou_iryou/iyakuhin/yakubuturanyou/oshirase/20160914-1.html　閲覧日：二〇一八年一〇月二〇日）

厚生労働省「医薬品・医療機器等安全性情報 No.342」二〇一七年四月（https://www.mhlw.go.jp/file/06-Seisakujouhou-11120000-Iyakushokuhinkyoku/0000162316.pdf　閲覧日：二〇一八年一〇月二〇日）

厚生労働省「衛生行政報告例」二〇一七年

厚生労働省「塩酸メチルフェニデート製剤（リタリン、コンサータ）の取扱いに関する関連通知等」（https://www.mhlw.go.jp/topics/2007/12/tp1219-2.html　閲覧日：二〇一八年一〇月二〇日）

厚生労働省「患者調査」二〇一四年
厚生労働省「向精神薬等の過量服薬を背景とする自殺について」障精発0624第1号　平成二二年六月二四日（https://www.mhlw.go.jp/bunya/shougaihoken/jisatsu/jisatsu_medicine.html　閲覧日：二〇一八年一〇月二〇日）
厚生労働省　「精神保健指定医に対する行政処分等について（概要）」（https://www.mhlw.go.jp/file/05-Shingikai-12201000-Shakaiengokyokushougaihokenfukushibu-Kikakuka/0000138403_1.pdf　閲覧日：二〇一八年一〇月二〇日）
厚生労働省「精神保健福祉資料調査」二〇一四年
厚生労働省「福祉行政報告例」二〇一七年
厚生労働省「平成二四年度診療報酬改定関連通知」
厚生労働省「平成二六年度診療報酬改定関連通知」
厚生労働省「平成二八年度診療報酬改定関連通知」
厚生労働省「平成三〇年度診療報酬改定関連通知」
厚生労働省「みんなのメンタルヘルス総合サイト」（https://www.mhlw.go.jp/kokoro/know/disease_develop.html　閲覧日：2018年10月20日）
国立精神・神経医療研究センター「注意欠如・多動症（ADHD）児の診断を高感度で予測する手法を開発」二〇一七年一二月一日プレスリリース（https://www.ncnp.go.jp/up/1512001541.pdf　閲覧日：二〇一八年一〇月二〇日）
国立特別支援教育総合研究所発達障害教育推進センター「【43】早期発見と早期支援――米国・英国・フィンランドから学ぶ」（http://icedd.nise.go.jp/index.php?page_id=1203　閲覧日：二〇一八年一〇月二〇日）
埼玉県教育委員会「小・中学校の通常学級に在籍する特別な教育的支援の必要な児童生徒に関する調査結果（二〇〇四年七－九月調査）」、二〇〇四年
参議院「内閣委員会（二〇〇四年一二月一日）議事録」

塩野義製薬「子どものうつに関する治験サイト　こどものうつ.jp」（http://kodomoutsu.jp/about.html　閲覧日：二〇一八年一〇月二〇日）

塩野義製薬「注意欠陥／多動性障害治療剤『インチュニブ錠1mg・3mg』の製造販売承認取得について」二〇一七年三月三〇日（http://www.shionogi.co.jp/company/news/2017/qdv9fu000014v29-att/170330_1.pdf　閲覧日：二〇一八年一〇月二〇日）

塩野義製薬「注意欠陥／多動性障害治療剤『リスデキサンフェタミンメシル酸塩』の製造販売承認申請について」二〇一七年四月一三日（http://www.shionogi.co.jp/company/news/2017/qdv9fu0000157nc-att/170413.pdf　閲覧日：二〇一八年一〇月二〇日）

塩野義製薬「ベゲタミン配合錠の供給停止のご案内」二〇一六年一二月（https://www.shionogi.co.jp/med/download.php?h=db217b4be2bc3f7f3b60e12b3eb0712c　閲覧日：二〇一八年一〇月二〇日）

市民の人権擁護の会「CCHRとは?」（http://www.cchr.jp/about-us/what-is-cchr.html　閲覧日：二〇一八年一〇月二〇日）

衆議院「厚生委員会（一九五〇年四月五日）議事録」

小学館『デジタル大辞泉』

全国自死遺族連絡会「自死遺族への聞き取り調査による、自死と精神科受診の関係」、二〇一三年

総務省行政評価局『発達障害者支援に関する行政評価・監視　結果報告書』二〇一七年一月

大日本住友製薬「販売中止予定のご案内」、二〇一五年八月（https://ds-pharma.jp/product/kaitei/pdf/hanbaityuusi/2015/erimin_tyusi_1508.pdf　閲覧日：二〇一八年一〇月二〇日）

中外リリークリニカルリサーチ株式会社広告、『読売新聞』、二〇〇一年九月九日、東京本社版朝刊一二版、二三頁

東京都福祉保健局障害者施策推進部精神保健・医療課『発達障害者支援ハンドブック2015』、東京都、二〇一五年

東京都福祉保健局「薬物乱用とは」（http://www.fukushihoken.metro.tokyo.jp/kenkou/kenkou_anzen/stop/kiso/ranyo.html　閲覧日：二〇一八年一〇月二〇日）

中村和彦『発達障害を含む児童思春期精神疾患の薬物治療ガイドラインの作成と普及：平成二六年度委託業務成果報告書：厚生労働科学研究委託費障害者対策総合研究開発事業』、二〇一五年
新潟県精神保健福祉センター、新潟市こころの健康センター『精神科入院患者自殺調査報告書』、二〇一二年一二月
日本イーライリリー社「日本イーライリリー 二〇一七年度売上高は二六〇一億円を達成」二〇一八年三月二二日（https://news.lilly.co.jp/down2.php?attach_id=509&category=12&page=1&access_id=1810 閲覧日：二〇一八年一〇月二〇日）
日本うつ病学会「第一五回日本うつ病学会総会 共催セッション」（http://www.c-linkage.co.jp/jsmd15/dl/pro_02.pdf 閲覧日：二〇一八年一〇月二〇日）
日本対がん協会「二〇一六年度がん検診の実施状況より」（https://www.jcancer.jp/about_cancer_and_checkup/検診について/検診の目的と効果 閲覧日：二〇一八年一〇月二〇日）
フランセス、アレン（大野裕監修、青木創訳）『〈正常〉を救え――精神医学を混乱させるDSM-5への警告』講談社、二〇一三年
広島県「広島県と塩野義製薬株式会社との『子どもの未来支援にかかる連携・協力に関する協定』の締結」二〇一八年三月一六日（https://www.pref.hiroshima.lg.jp/soshiki/62/hattatusyougai3003.html 閲覧日：二〇一八年一〇月二〇日）
ミクスOnline「塩野義 滋賀県と発達障害者の支援で連携協定」二〇一八年二月一五日（https://www.mixonline.jp/Article/tabid/55/artid/59526/Default.aspx 閲覧日：2018年10月20日）
ミクスOnline「塩野義 子どもの健康や発達障害児の支援で連携協定 香川県の大川地区医師会、さぬき市、東かがわ市と」二〇一八年三月八日（https://www.mixonline.jp/Article/tabid/55/artid/60603/Default.aspx 閲覧日：二〇一八年一〇月二〇日）
文部科学省「今後の特別支援教育の在り方について（中間まとめ）」、二〇〇二年一〇月二五日
文部科学省「『通常の学級に在籍する特別な教育的支援を必要とする児童生徒に関する全国実態調査』調査結果」

文部科学省「平成二九年度通級による指導実施状況調査結果について」(http://www.mext.go.jp/a_menu/shotou/tokubetu/__icsFiles/afieldfile/2018/05/14/1402845_03.pdf　閲覧日：二〇一八年一〇月二〇日)
山崎学「日本精神科病院協会の歴史は社会的偏見との戦いの歴史でもある」『日本精神科病院会雑誌』、二〇一三年七月号巻頭言
吉田友子「発達障害とは」『ノーマライゼーション　障害者の福祉』二〇一四年四月号(第三四巻、通巻三九三号)
「『子育てで発達障害予防』国会議員が勉強会　『科学的根拠欠く』支援団体が抗議」『朝日新聞』、二〇一二年六月二九日、東京本社版朝刊
「子の精神障害　専門医を養成」『読売新聞』、二〇一七年九月七日、福井版朝刊
「死亡男児に併用禁止薬」『毎日新聞』、二〇一二年一一月一日、東京本社版夕刊
「小中学生の6・5％に発達障害の可能性」『日本経済新聞』、二〇一二年一二月五日、東京本社版朝刊
「統合失調症　薬出しすぎ」『朝日新聞』、二〇一三年八月二〇日、東京本社版朝刊
「脳炎予防接種　死亡男児に併用禁止薬　かかりつけ医が処方」『中日新聞』、二〇一二年一一月一日、朝刊

資料

◉自死遺族への聞き取り調査による、自死と精神科受診の関係

（調査：全国自死遺族連絡会　二〇一〇年四月～二〇一三年二月）

自死者 1001 人の精神科受診の有無

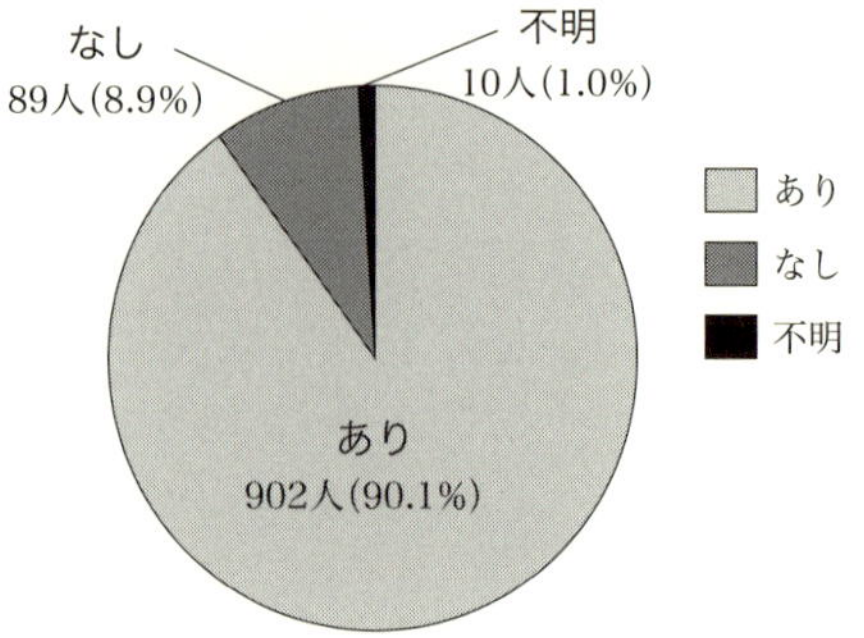

年代・性別の自死と精神科受診の関係

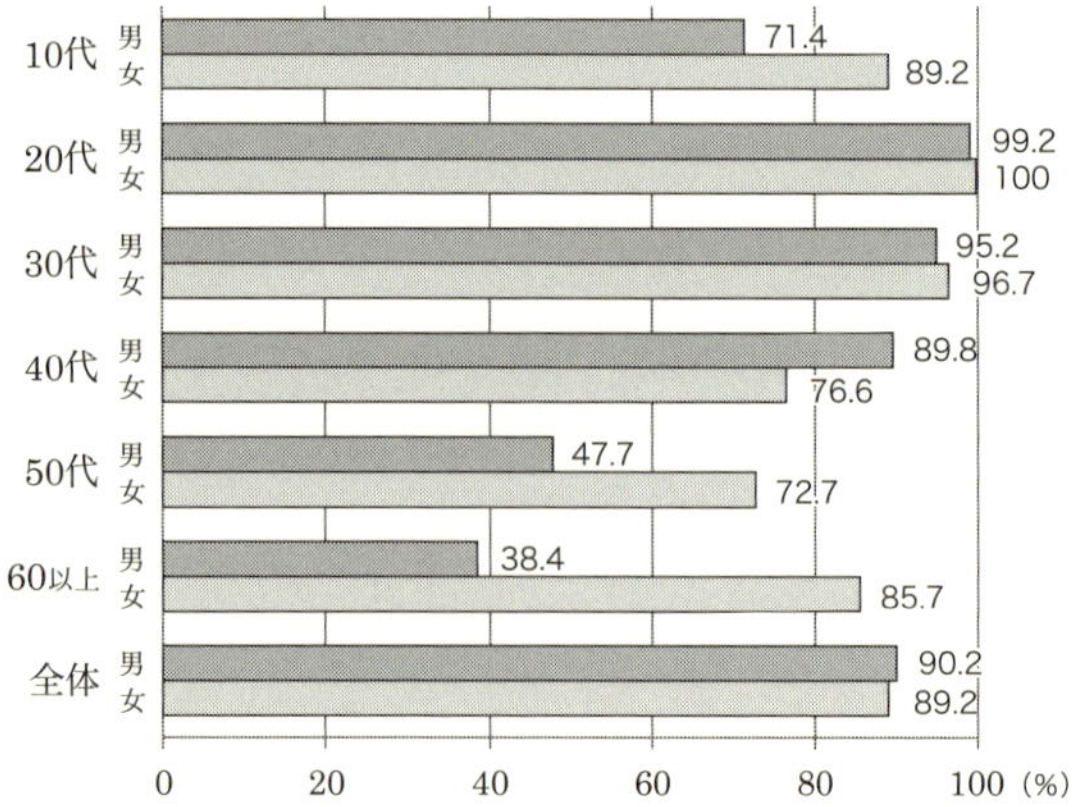

●自殺者数の年次推移

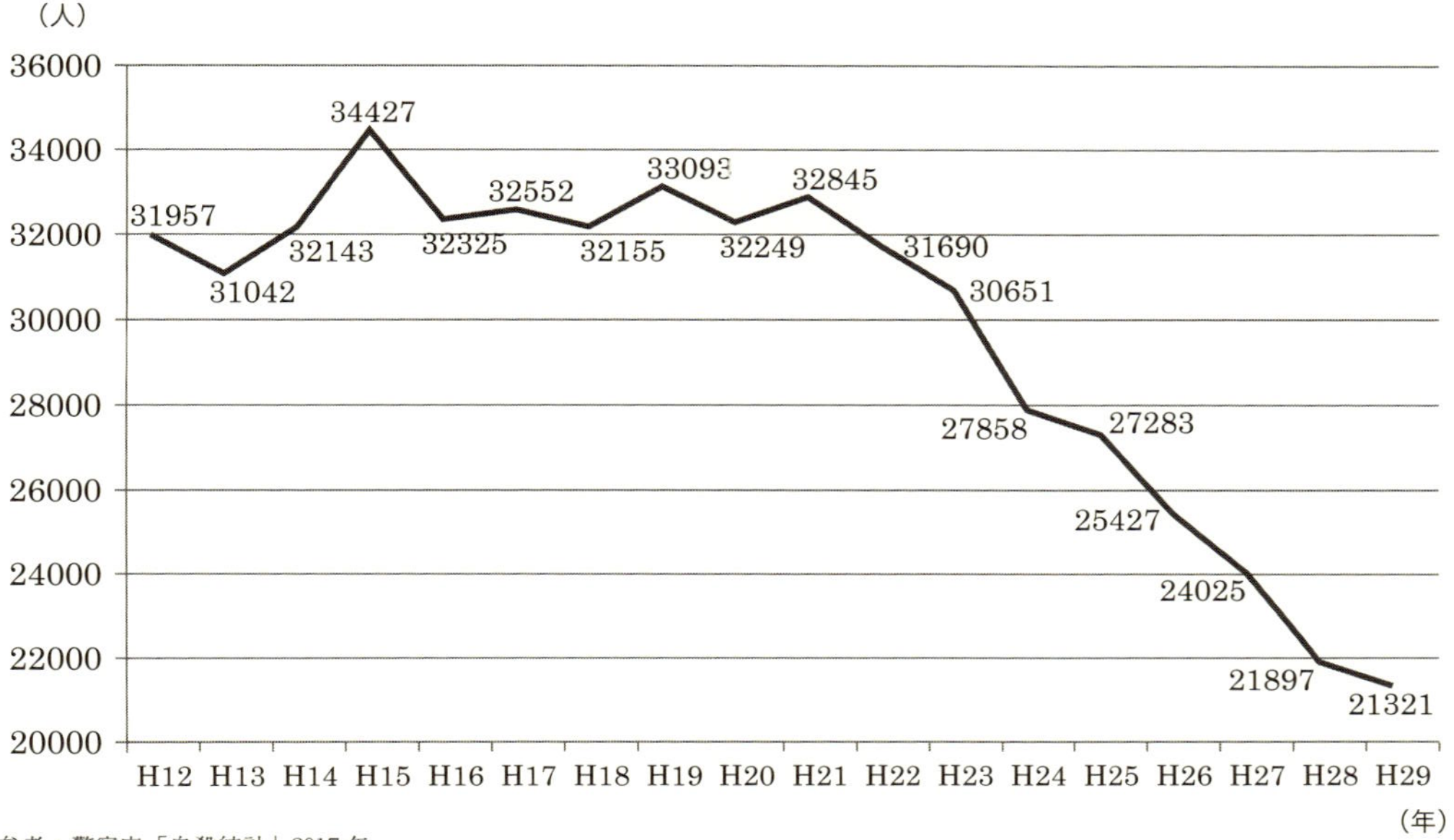

参考：警察庁「自殺統計」2017 年

◉向精神薬に対する主な規制

二〇〇六年一月　抗うつ薬に自殺企図を引き起こす危険性があることを記載するよう、国は製薬会社に医薬品添付文書の注意改訂を指示した。

二〇〇七年一〇月　安易な処方によって若者を中心に薬物依存が広がり、自殺などの問題を引き起こしていたリタリンについて、国はうつ病（難治性うつ病、遷延性うつ病）をその適応症から外すことを決めた。

二〇一〇年六月　国が「向精神薬等の過量服薬を背景とする自殺について」と題する通知を自治体や医学団体に発行し、医療機関に対して向精神薬の処方について配慮するよう注意喚起を求めた。

二〇一二年四月　向精神薬の多剤大量処方が薬物依存や自死につながることを受け、抗不安薬と睡眠薬についてそれぞれ三種類以上処方した場合に診療報酬が減算されるペナルティを国が設けた。

二〇一三年三月　一八歳未満に対する新規抗うつ薬の効果に疑問があるとして、国は一八歳未満への投与を慎重に検討するよう警告した。以前から若年成人へ自殺衝動を高めるリスクが問題となっていた。

二〇一四年四月　抗うつ薬と抗精神病薬についても、四種類以上処方した場合に診療報酬が減算されるペナルティを国が設けた。

二〇一五年一一月　「赤玉」と呼ばれ、乱用が社会問題となっていた向精神薬エリミンが販売中止となった。

二〇一六年四月	抗不安薬、睡眠薬、抗うつ薬、抗精神病薬について、それぞれのカテゴリー内で三種類以上処方した場合に診療報酬が大幅減算されるよう、国はペナルティを強化した。
二〇一六年九月	依存性を有しながらも規制がなかったことで安易に処方され、処方薬依存の入り口となっていた抗不安薬エチゾラム（主な商品名デパス）及び睡眠薬ゾピクロン（主な商品名アモバン）について、国が向精神薬指定をして規制と罰則を強化した。
二〇一七年三月	過量服薬時の致死リスクが高く、依存や乱用、自殺、死亡が問題となっていた向精神薬ベゲタミンが生産中止となった
二〇一七年三月	承認された用量でも依存性が生じるとして、国はベンゾジアゼピン系（及びその近縁）の睡眠薬等四四成分について大々的に注意喚起し、漫然とした処方をしないよう呼びかけた。
二〇一八年四月	ベンゾジアゼピン受容体作動薬の長期漫然処方（一年以上同一薬剤を同一用量で処方）に対して診療報酬が減算されるよう、国は初めて処方継続期間に対する規制をした。
二〇一八年四月	抗不安薬と睡眠薬を合わせて四種類以上処方した場合に診療報酬が減算されるよう、国は多剤処方の規制をさらに強化した。

◉解説：発達障害の定義および分類の推移について

発達障害はＡＤＨＤ（注意欠陥多動性障害）や学習障害、自閉症といった個別の障害をひとまとめにグループ化した概念になります。発達障害という言葉には行政上の定義と学術上（医学上）の定義が存在します。いずれも複数の障害を包含しているという意味では同じですが、定義する範囲が異なります。基本的に「行政用語としての発達障害」∩「医学用語としての発達障害」となります。

障害については主に二つの国際的な分類（診断基準）が存在しますが、それぞれが定義する障害の名称やカバーする範囲が互いに一致していないことにより、しばしば混乱が引き起こされます。国際的な分類とは、ＩＣＤ（ＷＨＯによる国際疾病分類）及びＤＳＭ（米国精神医学会による精神障害の診断統計マニュアル）を指し、改訂するたびに分類の増加や削除、統合などがなされています。そのために、以前使われていた障害の名称が使われなくなったりもします。

また、ＩＣＤやＤＳＭでは各障害がいくつかの大きなカテゴリーにグループ分けされていますが、日本語の「発達障害」という用語に直接対応するようなグループ分けはありません。そのため、「発達障害」という言葉の正確な意味を他の国の人々に理解させるとなると、細かくて長い説明が必要となってきます。

実は、医学用語としての発達障害の定義について、さまざまな見解や提唱はあるものの、明確で統一されたものはありません。その点、行政用語としての発達障害については、(医学的に正しいかどうかはさておき）より具体的に定義づけられ、統一されたものになっています。

発達障害者支援法第二条第一項で発達障害という言葉がざっくりと定義されていますが、具体的にどの障害を含めるのかという詳細については、法成立後に関連団体の意見を聞いて決められました。それが政令、省令、規則、通知という形に下ろされ、行政用語としての発達障害の定義が完成しました。

法：「自閉症、アスペルガー症候群その他の広汎性発達障害、学習障害、注意欠陥多動性障害その他これに類する脳機能の障害であってその症状が通常低年齢において発現するものとして政令で定めるもの」

（発達障害者支援法　第二条第一項）

政令：発達障害者支援法第二条第一項の政令で定める障害は、脳機能の障害であってその症状が通常低年齢において発現するもののうち、言語の障害、協調運動の障害その他厚生労働省令で定める障害とする。

（平成十七年政令第百五十号　発達障害者支援法施行令　第一条）

省令：発達障害者支援法施行令（平成十七年政令第百五十号）第一条の規定に基づき、発達障害者支援法施行規則を次のように定める。（厚生労働省令第八十一号）

発達障害者支援法施行規則

発達障害者支援法施行令第一条の厚生労働省令で定める障害は、心理的発達の障害並びに行動及び情緒の障害（自閉症、アスペルガー症候群その他の広汎性発達障害、学習障害、注意欠陥多動性障害、言語の障害及び協調運動の障害を除く。）とする。

通知：これらの規定により想定される、法の対象となる障害は、脳機能の障害であってその症状が通常低年齢において発現するもののうち、ＩＣＤ－10（疾病及び関連保健問題の国際統計分類）における「心理的発達の障害（F80－F89）」及び「小児〈児童〉期及び青年期に通常発症する行動及び情緒の障害（F90－F98）」に含まれる障害であること。

なお、てんかんなどの中枢神経系の疾患、脳外傷や脳血管障害の後遺症が、上記の障害を伴うものである場合においても、法の対象とするものである。

（17文科初第16号 厚生労働省発障第0401008号 文部科学事務次官・厚生労働事務次官通知 平成17年4月1日）

以上によって、ＩＣＤ－10のF80からF98に含まれるものが行政用語としての発達障害に該当することになります。

F80－F89　心理的発達の障害

- F80　会話及び言語の特異的発達障害
  - F80.0　特異的会話構音障害
  - F80.1　表出性言語障害
  - F80.2　受容性言語障害
  - F80.3　てんかんを伴う後天性失語（症）［ランドウ・クレフナー〈Landau-Kleffner〉症候群］
  - F80.8　その他の会話及び言語の発達障害

○ F80.9 会話及び言語の発達障害、詳細不明

● **F81 学習能力の特異的発達障害**

○ F81.0 特異的読字障害

○ F81.1 特異的書字障害

○ F81.2 算数能力の特異的障害

○ F81.3 学習能力の混合性障害

○ F81.8 その他の学習能力発達障害

○ F81.9 学習能力発達障害、詳細不明

● **F82 運動機能の特異的発達障害**

● **F83 混合性特異的発達障害**

● **F84 広汎性発達障害**

○ F84.0 自閉症

○ F84.1 非定型自閉症

○ F84.2 レット〈Rett〉症候群

○ F84.3 その他の小児〈児童〉期崩壊性障害

○ F84.4 知的障害〈精神遅滞〉と常同運動に関連した過動性障害

○ F84.5 アスペルガー〈Asperger〉症候群

○ F84.8 その他の広汎性発達障害

○ F84.9 広汎性発達障害、詳細不明

- F88　その他の心理的発達障害
- F89　詳細不明の心理的発達障害

F90－F98　小児〈児童〉期及び青年期に通常発症する行動及び情緒の障害

- F90　多動性障害
  - F90.0　活動性及び注意の障害
  - F90.1　多動性行為障害
  - F90.8　その他の多動性障害
  - F90.9　多動性障害、詳細不明
- F91　行為障害
  - F91.0　家庭限局性行為障害
  - F91.1　非社会化型〈グループ化されない〉行為障害
  - F91.2　社会化型〈グループ化された〉行為障害
  - F91.3　反抗挑戦性障害
  - F91.8　その他の行為障害
  - F91.9　行為障害、詳細不明
- F92　行為及び情緒の混合性障害
  - F92.0　抑うつ性行為障害
  - F92.8　その他の行為及び情緒の混合性障害

- ○ F92.9 行為及び情緒の混合性障害、詳細不明

- ● **F93 小児〈児童〉期に特異的に発症する情緒障害**
  - ○ F93.0 小児〈児童〉期の分離不安障害
  - ○ F93.1 小児〈児童〉期の恐怖症性不安障害
  - ○ F93.2 小児〈児童〉期の社交不安障害
  - ○ F93.3 同胞抗争障害
  - ○ F93.8 その他の小児〈児童〉期の情緒障害
  - ○ F93.9 小児〈児童〉期の情緒障害、詳細不明

- ● **F94 小児〈児童〉期及び青年期に特異的に発症する社会的機能の障害**
  - ○ F94.0 選択（性）かん〈緘〉黙
  - ○ F94.1 小児〈児童〉期の反応性愛着障害
  - ○ F94.2 小児〈児童〉期の脱抑制性愛着障害
  - ○ F94.8 その他の小児〈児童〉期の社会的機能の障害
  - ○ F94.9 小児〈児童〉期の社会的機能の障害、詳細不明

- ● **F95 チック障害**
  - ○ F95.0 一過性チック障害
  - ○ F95.1 慢性運動性又は音声性チック障害
  - ○ F95.2 音声性及び多発運動性の両者を含むチック障害［ドゥラトゥーレット〈de la Tourette〉症候群］

○ F95.8 その他のチック障害
○ F95.9 チック障害、詳細不明

● F98 小児〈児童〉期及び青年期に通常発症するその他の行動及び情緒の障害

○ F98.0 非器質性遺尿（症）
○ F98.1 非器質性遺糞（症）
○ F98.2 乳幼児期及び小児〈児童〉期の哺育障害
○ F98.3 乳幼児期及び小児〈児童〉期の異食（症）
○ F98.4 常同性運動障害
○ F98.5 吃音症
○ F98.6 早口〈乱雑〉言語症
○ F98.8 小児〈児童〉期及び青年期に通常発症するその他の明示された行動及び情緒の障害
○ F98.9 小児〈児童〉期及び青年期に通常発症する詳細不明の行動及び情緒の障害

行政上の定義では、発達障害はＩＣＤに準ずる概念になりますが、臨床現場ではＤＳＭに準ずる診断も使われています。たとえば、ＡＤＨＤに使われる薬、具体的にはストラテラ、コンサータ、インチュニブの医薬品添付文書には「ＡＤ／ＨＤの診断は、米国精神医学会の精神疾患の診断・統計マニュアル（ＤＳＭ）等の標準的で確立した診断基準に基づき慎重に実施し、基準を満たす場合にのみ投与すること。」と記載されています。

そこで、ＤＳＭと対応させる必要が出てきます。ところが、ＤＳＭは二〇一三年に第4版（ＤＳＭ-

Ⅳ）から第5版（ＤＳＭ－5）に改訂され、障害の分類が変更されました。また、ＩＣＤも第11版（ＩＣＤ－11）が二〇一八年六月に公開（英語版）されましたが、そこにはＤＳＭの変更が反映された形となっています。日本でも導入に向けて改訂作業が進められていますが、まだ正式な日本語版は発表されていません。

このような改訂に伴う分類の変更によって大きく変遷しているのが自閉症です。本来、自閉症は現在よりも限定された概念でした。一九四三年にアメリカの精神科医レオ・カナーが社会的孤立、同一性の保持、異常な言語という特徴を持つ症候群について報告し、それを早期小児自閉症と名付けました。それが自閉症の最初の定義となりました。また、ほぼ同時期の一九四四年、カナーとは別にオーストリアの小児科医ハンス・アスペルガーが、共感能力の欠如、友人関係を築き上げる能力の欠如、一方的な会話、特定の興味におけるきわめて強い没頭およびぎこちない動作を含む行動および能力のパターンを特徴とする症候群について発表しました。

カナーが報告した症候群が本来自閉症と呼ばれるものでしたが、自閉症の定義が拡大された今では典型的自閉症、従来型自閉症、カナータイプの自閉症等とも呼ばれます。ＤＳＭ第3版（ＤＳＭ－Ⅲ、一九八〇年）では「小児自閉症」が定義され、第3版改訂版（ＤＳＭ－Ⅲ－Ｒ、一九八七年）では自閉症が小児に限られた障害ではないとして「自閉性障害」が追加されました。一方、一九八一年にイギリスの精神科医ローナ・ウィングがそれまであまり知られていなかったアスペルガーの研究結果を翻訳し、アスペルガー症候群という言葉と共に広く世界に普及させました。これによって、知的障害を伴うことが多かった従来の自閉症に加え、知的障害を伴わない自閉症（高機能自閉症）が存在するという認識が広がりました（アスペルガー症候群は高機能自閉症のうち言語障害がないものとされる）。

その結果、ＤＳＭ第４版（ＤＳＭ－Ⅳ、一九九四年）ではアスペルガー障害、ＩＣＤ－10ではアスペルガー症候群と呼ばれる分類が、いずれも広汎性発達障害という大きなカテゴリーの下に独立した下位分類として位置づけられるようになりました。一方、一九九〇年代からは、虹の色には境目がないと同様、各種自閉症同士や一般人との間に境目は存在せず、知能の高さや低さ、自閉症の特徴の症状が連続しているという「自閉症スペクトラム」の考えも広がってきました。

この考えはＤＳＭに採用され、ＤＳＭ－５において、広汎性発達障害は自閉症スペクトラム障害（自閉スペクトラム症ともいう。autism spectrum disorder：略称ＡＳＤ）というカテゴリーに変更され、複数の下位分類カテゴリーが吸収合併されました。その結果アスペルガー障害という分類はなくなりました。

おわりに

私自身は幼少期、非常に手がかかる子でした。気に入らないことがあると、たとえそこがコンクリートであろうがアスファルトであろうが、勢いよく後ろにひっくり返り、後頭部をガンガンと打ち付けながら泣き叫んで抗議するような激しい子でした。こだわりが強く、自分で椅子に座ろうとしたところを少しでも他人に助けられたら、何時間でも怒って泣き続けるような非常に面倒な子でした。それでも母は根気強く私に接し続け、主体性を重んじつつも何をすべきかするべきでないのかを理解できるよう導いてくれました。幼稚園や小学校に通い出す頃には、度を超えた凝り性や収集癖が顕著になってきましたが、家族はそれらを非難、否定することもありませんでした。おかげで私は好き放題趣味に没頭していました。

小学校高学年になると、かなりひどいチックが出始めました。自分でも奇妙で異様な動きであることは自覚していましたが、止めることはできませんでした。かかりつけの小児科医は、受験ストレスによる一過性のものだと判断し、一切薬を出しませんでした。そして、私自身を無理に矯正しようとするのではなく、周囲の人々が私のことを温かく見守る環境を整えるよう指示しました。小学校担任の理解と配慮の結果、友人たちもからかいやいじめの対象にすることなく普通に接してくれました。この温かい環境のおかげで症状はじきに完全に治まりました。

進学先の灘校はよい意味での変人の巣窟でした。当時、自分は「普通」ではないという自覚がすでにありましたが、天才、偉人、変人、奇人が集まるその環境では、変な疎外感を覚えることもありませんでした。変わっている、違っていることが当たり前だったからです。

こうやって振り返ると、私は周囲の人々と時代に非常に恵まれていたことをしみじみと実感できます。発達障害バブル全盛期である現在であれば、間違いなく早期発見至上主義の波にのみこまれ、真っ先に診断や治療の対象となっていたことでしょう。押し付けの支援によって生きるべき道が勝手に決められ、薬によって無理やり思考や行動を矯正させられていたとしたら、今の私は存在していなかったでしょう。

当然ですが、皆がこのように許容、理解してくれるわけではありません。不寛容な社会、周囲の無理解から守るためにこそ発達障害の診断があるのだという主張もよく理解できます。発達障害診断や支援システムによって救われたという方はいらっしゃいますし、その思いや体験を否定しようとは思いません。しかし、身を守るはずだった発達障害診断が、逆に当事者や家族を追い詰めていることもあるのです。

ここに、山田太郎さんという人間がいるとします。彼は、「四一歳男性」「次男」「地方在住」「二児の父親」「会社員」「肥満気味」「お酒に強い」「妻に弱い」など、いろいろな顔（存在性）を持っています。これのどれか一部だけではなく、全て含めて山田太郎さんという一人の人間です。山田太郎さんという人間が上位にあり、一つ一つの顔はその側面に過ぎません。山田さんにいわゆる発達障害の特性があったとしても、それはあくまで山田さんの一部でしかないはずです。

ところが、山田さんに発達障害の診断がつくことで、まるで発達障害自体が彼の人生の主体となり、彼の人格、思考、行動は全てその結果であるかのように周囲にみなされ、彼自身もそのように思い込む現象が起きてしまいます。周囲の人々が山田さんに接する際には、「発達障害だから」が枕詞となり、発達障害者としての山田さんを見たとしても、山田太郎さんという人間そのものを見なくなってしまいます。山田さん自身も、さまざまな失敗や困難の理由を全て発達障害に帰着させてしまい、発達障害の診断に固着し続ける人生を歩んでしまいます。

もしも、発達障害が「一生治らない障害」ではなく「特性」としてとらえられ、診断はあくまで参考に過ぎず、成長・発達・環境整備に伴って柔軟に変化するものだとする認識が共有されているのであれば、発達障害に人生の主体を奪われることはないでしょう。しかし、現時点では参考にしかなりえないはずの発達障害診断が絶対視され、神格化されることで、こういった弊害が起きているのです。

発達障害は今や旬のテーマであり、発達障害を取り上げた報道やドラマ、映画、書籍、啓発資料、ウェブサイトなどがあちらこちらで目に付きます。それらには、必ずといってよいほど「発達障害に正しい理解を！」というメッセージが含まれています。しかし、「正しい理解」とは何を指すのかを一歩引いて考える必要があります。少なくとも現時点で発達障害の定義も概念も診断も絶対的に正しいものが存在しない以上、それは発信側にとっての正しさに過ぎません。

しばしば、当事者の可能性や選択肢を奪う形で「正しい」支援を押し付ける支援者に遭遇します。いわゆるチェックリストに該当するという理由だけで、診断も確定しないうちから、障害者枠で就職することをゴールと勝手に設定し、福祉制度を利用できる障害者としての生き方のレールを敷き、そこに乗せてあげることがその子の幸せだと一方的に決め付け、断れない状況に当事者や保護者を追い込むような支援者も実際に存在します。

正しさの押し付けではなく、選択できるだけの十分な情報とその機会をもたらすことが本当の支援だと私は考えます。この本を通した私の主張も、私にとっては正しいことかもしれませんが、それを正しいと感じない人もいるでしょう。ちゃんと読んだ上で不同意や拒否を示す人もいるでしょう。しかし、それこそ健全な姿です。結局のところ、何が正しいのか、何を正しい情報とみなすのか、何を採用するのかは自分で決めるしかありません。

本書は私にとって処女作となります。この生涯で本を出すことなど想像もしなかったのですが、発達障害をテーマにした本を書いてほしいという萬書房の神谷さんの熱意に動かされ、また彼女の多大なる助けをいただき、拙いながらも仕上げることができました。未来ある子どもたちが犠牲になっているのは非常に辛いことです。後悔し、悲しむ親の姿を見るのも辛いです。そのような悲劇をなくすためにも、大多数の人々が知らない情報を伝えたい、人々が自分自身で考え、判断するきっかけを作りたいという一念で書き上げました。執筆にあたりご協力いただいた全ての関係者に心より感謝申し上げます。

二〇一八年一一月三〇日

米田倫康

ま行

や行

ら行

さ行

索　引

米田倫康
（よねだ　のりやす）

一九七八年生まれ。私立灘中・高、東京大学工学部卒。市民の人権擁護の会日本支部代表世話役。

在学中より、精神医療現場で起きている人権侵害の問題に取り組み、メンタルヘルスの改善を目指す同会の活動に参加する。

被害者や内部告発者らの声を拾い上げ、報道機関や行政機関、議員、警察、麻薬取締官等と共に、数多くの精神医療機関の不正の摘発に関わる。

発達障害バブルの真相

救済か？魔女狩りか？　暴走する発達障害者支援

二〇一八年一二月一〇日初版第一刷発行
二〇一九年六月一〇日初版第二刷発行

著者　米田倫康
装幀　臼井新太郎
発行者　神谷万喜子
発行所　合同会社　萬書房
〒二二二－〇〇一一　神奈川県横浜市港北区菊名二丁目二四－一二－一〇五
電話　〇四五－四三一－四四二三　FAX　〇四五－六三三－四二五二
yorozushobo@tbb.t-com.ne.jp　http://yorozushobo.p2.weblife.me/
郵便振替　〇〇二三〇－三－五二〇二二
印刷製本　モリモト印刷株式会社

ISBN978-4-907961-13-8　C0047

萬書房の本

青年はなぜ死んだのか
カルテから読み解く精神病院患者暴行死事件の真実

嶋田和子著　四六判並製二七二頁／本体価格二〇〇〇円

積み重ねると三〇センチにもなるカルテを丁寧に読み解くことで見えてきたものは……。多剤大量処方の末「飛び降り自殺」した青年の死の真実にも迫る。

精神医療の現実　処方薬依存からの再生の物語

嶋田和子著　四六判並製二二四頁／本体価格一九〇〇円

離脱症状で苦しむ人、再服薬する人、断薬に成功する人等々9のケースに学び、処方薬依存からの再生の道を探る。

向精神薬、とくにベンゾ系のための
減薬・断薬サポートノート

嶋田和子著　四六判並製一二八頁／本体価格一四〇〇円

当事者の減・断薬体験がベース。離脱症状緩和に関する知恵も満載。

萬書房の本

ＡＩＤで生まれるということ
精子提供で生まれた子どもたちの声

非配偶者間人工授精で生まれた人の自助グループ（ＤＯＧ）・長沖暁子編著　四六判並製二〇八頁／本体価格一八〇〇円

ＡＩＤで生まれた当事者六人が、その苦悩や家族との葛藤、提供者への思い等々、自分の言葉で綴った初めての書。

沈黙を越えて
知的障害と呼ばれる人々が内に秘めた言葉を紡ぎはじめた

柴田保之著　四六判並製二三二頁／本体価格二〇〇〇円

重度重複障害・自閉症・遷延性意識障害等でも人は皆豊かな言葉の世界をもつことを長年の実践研究から明らかに。